KB139334

건강과 과학

한림SA 08

SCIENTIFIC AMERICAN™

먹고 움직이고 생각하라

건강과 과학

사이언티픽 아메리칸 편집부 엮음
김지선 옮김

Eat, Move, Think
Living Healthy

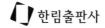

한림출판사

들어가며

많은 사람들이 건강한 삶을 살려고 노력하지만 버거운 목표로 보인다. 넘쳐나는 갖가지 정보는 오히려 혼란을 준다. 식단에 신경 쓰는 것이 우선일까, 체중 줄이기에 주력해야 할까? 운동은 얼마나 중요할까? 걸려서는 안 될 질병은 무엇이며, 예방에 힘써야 하는 병에는 무엇이 있을까?

이 책은 건강한 생활양식에 대한 다양한 이야기를 한데 모았으며, 이를 목표로 노력하다가 어떤 난관에 부딪힐 수 있는지 미리 알려준다. 건강한 식단은 무엇으로 구성되는지, 비타민과 보조식품은 어떤 효과가 있는지, 왜 운동이 몸에 이로우며 정신적 스트레스에 대한 대처가 얼마나 중요한지 살펴본다. 전 세계에서 유행처럼 증가하는 비만은 가볍게 넘길 수 없는 문제이므로 한 장 모두를 여기에 할애하기도 했다. 당뇨병 역시 한 장을 차지한다. 생활양식은 암과 심장병을 포함한 수많은 질병의 중요 요인이며, 당뇨병 역시 비만과 마찬가지로 급속한 상승세에 있기 때문이다.

식단이 건강한 삶의 시금석이라는 주장이 있다. 영양학자 매리언 네슬레(Marion Nestle)는 그러한 논의를 이끌어간다. 그녀는 '어렵지 않게 잘 챙겨 먹기'라는 글에서 제대로 먹는다는 것의 의미를 간략히 제시한다. 1부의 나머지 글에서는 '하루 물 8잔 마시기' 이론이 타당한지 다루며, 지방보다 탄수화물이 해로울 수도 있는 이유를 설명한다. 2부에서는 비타민과 허브 보조식품들이 과연 건강에 도움이 되는지 살펴본다. 캐서린 하먼(Katherine Harmon)의 글, '허브 보조식품 판매자들의 위험한 충고와 거짓 주장들'에서는 판매원들이 무지로 인해 제조업자들의 근거 없는 주장을 널리 퍼뜨리는 세태를 날카

롭게 비판한다.

　3부와 4부의 주제는 비만과 당뇨병이다. 뚱뚱하면 틀림없이 건강에 해롭다는 주장에 대한 비판이 존재하는데 비만과 당뇨병은 이미 유행 수준에 도달했거나 도달할 예정이라는 경험적·과학적 증거가 지속적으로 대두된다. '뚱뚱한 세계 : 비만은 기아보다 심각한 세계 문제'에서 스티브 머스키(Steve Mirsky)가 인터뷰한 전염병학자 배리 팝킨(Barry Popkin)은 개발도상국들에서 비만 문제가 점차 심각해지는 실태를 말한다. 웨이트 깁스(W. Wayt Gibbs)는 '비만:과장된 전염병일까?'에서 '살과의 전쟁'에 질문을 던지고, 폴 레이번(Paul Raeburn)은 '뚱뚱해도 건강할 수 있을까?'라는 질문을 고찰해본다.

　비만과 당뇨병의 상호 인과관계는 뚜렷하지 않지만 둘 다 갈수록 확산된다는 사실만은 분명하다. 발병 초기 단계에서 당뇨병은 식사와 육체 활동 양쪽을 복잡하게 만들 수 있다. 4부에서 멜린다 웨너 모이어(Melinda Wenner Moyer)는 '염증과 당뇨병의 관계'를 들여다보고, 새러 스클라로프(Sara Sklaroff)와 《사이언티픽 아메리칸》 책임편집자를 지낸 존 레니(John Rennie)는 '당뇨병 관리하기'에서 당뇨병 관리를 위한 효율적인 방법을 살펴본다.

　5부는 술, 흡연, 처방약에 대해 다룬다. 이러한 것들은 사실 건강에 심각한 위협을 가하는 중독성 물질이다. '첫 모금에 반하다'에서 조세프 디프란차(Joseph R. DiFranza)는 니코틴 중독을 심도 깊게 들여다봄으로써 중독이 얼마나 쉽게 일어나는지 알려주며 금연을 위한 신경과학에 대해 살펴본다. 6부는 운동이 육체와 정신에 미치는 이점을 다룬다. 마지막으로 7부는 감기를 명상으로 퇴치하는 법과 사회 활동에 참여함으로써 스트레스를 줄이고 건강을 증진시키는 법 등을 알려준다. 또한 불안과 우울증 등 정신 건강에 관한 문제들도 파헤친다.

건강한 삶의 열쇠는 무엇을 먹고 어디에 살지, 이상적 체중을 유지하고 우울증을 몰아내는 올바른 방법이 무엇인지 선택하는 데 있다. 올바른 지식으로 무장하면 모두가 더욱 건강한 삶을 살 수 있으며, 건강한 삶이란 곧 더욱 행복한 삶을 뜻한다.

- 지넨 스완슨(Jeanene Swanson), 편집자

CONTENTS

1

건강을 위한 다이어트

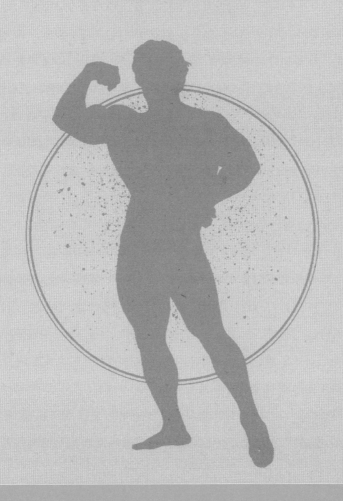

1-1 어렵지 않게 잘 챙겨 먹기

매리언 네슬레

영양학과 교수로서 나는, 영양학적 권고들은 왜 그렇게 중구난방이며 왜 전문가들마다 의견이 엇갈리느냐는 질문을 종종 받는다. 사람들은 누구의 정보를 믿어야 하는지 묻는다. 그럴 때면 "물론 제가 드리는 정보입니다"라고 대꾸하고 싶은 마음을 간신히 억누른다. 나는 무엇이 문제인지 잘 안다. 그렇다. 영양학적 권고들은 과학적 논쟁, 식품회사들과의 이해관계, 정부 규제 기관들과의 타협 사이에서 갈팡질팡하는 듯하다. 그럼에도 식단의 기본 원칙에는 이론의 여지가 없다. 바로 적게 먹고 많이 움직일 것, 과일과 채소, 통곡물을 먹을 것, 정크푸드를 너무 많이 먹지 말 것 등이다.

"덜 먹으라"는 말은 칼로리를 적게 섭취하라는 뜻이다. 다시 말해 1인분 양을 줄이고 잦은 간식을 피하라는 말이다. "더 많이 움직이라"는 말은 칼로리 섭취와 육체 활동의 균형을 이루어야 한다는 뜻이다. 과일, 채소, 통곡물은 다른 식품으로는 얻을 수 없는 영양을 제공한다. 정크푸드를 피한다는 것은 '영양가가 바닥인 식품들', 즉 고도로 가공되고 소금, 설탕, 인공 첨가물이 잔뜩 든 단것과 간식들을 피한다는 뜻이다. 청량음료는 정크푸드의 대표 격으로 영양소가 거의 또는 전혀 없고 감미료만 들었다.

이런 지침들을 따른다면 식단의 나머지 부분에는 조금 신경을 덜 써도 된다. 이러한 충고가 아주 오래전에 나왔다는 사실은 어쩐지 역설적으로 들린다. (2004년 100세를 일기로 세상을 떠난) 유명한 심장병학자 앤슬 키스(Ancel Keys)와 그의 아내 마거릿 키스(Mararet Keys)가 관상동맥 질환을 예방하기 위한 간단한 원칙들을 내놓은 건 지금부터 거의 50년 전의 일이다.

그렇다고는 해도 식단에 관한 조언을 실천하는 것이 마치 이동하는 과녁에 화살을 쏘는 것처럼 어려워 보이는 데는 이유가 있다. 영양학 연구를 실시하는 것이 너무 어려워서 모호한 결과를 내놓는 경우가 많은데 모호함은 해석을 요한다. 그리고 해석은 개인의 시각에 영향을 받는데, 그것이 과학과 뒤섞이면 뒤죽박죽이 되어버린다.

영양학의 어려움

사람들이 너무나 다양한 식품을 먹는다는 사실을 감안하면 이러한 과학적 불확실성이 놀라울 것도 없다. 각 개인의 유전 조건에 따라 식단이 제공하는 건강상 효능이 달라지며 교육과 소득 수준, 직업 만족도, 육체적 건강, 흡연이나 음주 여부도 이에 영향을 미친다. 연구자들은 보통 상황을 단순화하고자 식품 성분들의 효과를 한 번에 하나씩 따로 검토한다.

한 영양소를 따로 골라내어 그에 집중하는 연구는 비타민이나 미네랄 결핍 증상을 설명하는 데는 놀랍도록 효과적이다. 하지만 이러한 접근법으로는 섭식·유전자·행동과 사회적 요인들의 상호작용으로 일어나는 관상동맥 질환과 당뇨병 등의 만성 질환을 설명하는 데 무리가 있다. 영양학이 혼란스러워 보이는 이유는, 연구자들이 전형적으로 단일한 영양소를 식품에서 분리하고, 식품을 식단에서 분리하고, 위험 요인을 사람의 행동과는 별도로 검토하기 때문이다. 가장 중요한 전반적 식이 패턴을 다루지 못한 채 단일한 영양소나 식품 섭취가 건강에 영향을 미친다고 치부하는 이 같은 유의 연구는 '축소적(reductive)'이다.

만성 질환의 경우 단일 영양소들이 미치는 영향은 너무 미미해서, 엄청난 예산이 필요한 대규모 인구조사를 하지 않고서는 측정하기 어렵다. 저지방 식단이 심장병과 암에 어떤 영향을 미치는지 검사한 여성건강계획(Womens Health Initiative) 임상 시험 결과에서 최근 확인했듯이, 참가자들은 제한적 식단 규약을 준수하지 못했다. 인간을 우리에 가두어놓고 저울로 측정한 제조 식품만 먹일 수 없기 때문에, 결국은 실험군과 대조군의 식단이 비슷해지고 장기적으로는 차이가 사라져버릴 수 있다. 제아무리 화려한 통계법을 이용해도 마찬가지다.

문제는 칼로리야!

식품회사들은 단일 영양소 연구를 선호한다. 그래야 그 결과를 제품 판매에 이용할 수 있기 때문이다. 사탕에 비타민을 첨가하면 건강식품으로 광고할 수 있다. 정크푸드의 포장에 적힌 건강상 이점은 소비자들이 칼로리 함량을 눈여겨보지 못하게 만든다. 이러한 관행은 골칫거리가 되었다. (세계의 몇몇 최빈국에서조차 영양 문제의 핵심이 되는) 비만에서 중요한 요소가 칼로리이기 때문이다. 비만은 사람들이 육체적 활동으로 소비하는 것보다 훨씬 많은 칼로리를 섭취할 때 발생한다.

미국의 비만율은 1980년대 초반에 가파르게 상승하기 시작했다. 사회학자들은 으레 비만율 상승의 원인 가운데 하나인 '칼로리 증가'는 과도한 업무에 치인 사람들이 편리한 식품을 찾기 때문이라고 설명한다. 포장된 즉석 조리 식품과, 대부분 집밥보다 칼로리가 높은 식당밥이 문제라는 말이다.

칼로리 불균형을 부추긴 또 다른 사회 변화들이 있다. 1980년 레이건 행정부는 산업 규제 완화의 속도를 높여 농업 생산에 관한 규제를 없애고, 농민들이 식량을 더 많이 재배하게 했다. 국민식량공급(national food supply : 미국 농민의 생산량에 수입을 더하고 수출을 뺀 수치)에서 1인당 칼로리는 1980년의 하루 3,200칼로리에서 20년 만에 3,900칼로리로 상승했다.

또한 1980년대 초는 월가에 '주주가치운동(shareholder value movement)'이＊ 도래한 시기이기도 하다. 주주들이 투자에 대한 높은 단기 환수를 요구하면서 식품회사들은 그러잖아도 이미 칼로리가 포화 상태인 시장에서 매출 팽창에 전력

＊주주에게 극대화된 가치를 돌려주기 위해 비용을 줄이고 수익이 낮은 사업을 매각해야 한다는 제너럴일렉트릭 CEO 잭 웰치의 주장에서 유래했다.

을 다해야 했다. 회사들은 새로운 판매와 마케팅 기회를 찾아 나섰고 이전에는 외면받던 행태를 독려하여 결국 사회적 표준으로 만들었다. 예를 들면 자주 간식을 섭취하게 하고, 서점과 옷가게에서 음식을 팔게 하고, 1인분을 더 크게 내놓도록 했다. 업계는 영양학 관련 주제에 초점을 맞추는 단체와 학술지를 지속적으로 후원했고, 자신들에게 유리한 권고를 내놓도록 정부에 대한

로비를 한층 강화했다. 그때나 지금이나 식품에 대한 로비는 과학 연구에 대한 긍정적 해석을 독려하고, 제품의 건강상 효능을 주장하는 데 이용할 수 있는 연구를 후원해왔다. 또한 필자를 포함한 비판자들을 '엉터리 과학' 숭배자라며 공격했다. 이 같은 업계의 활동은 대중의 혼란만을 가중시켜왔다.

슈퍼마켓이라는 전쟁터

나는 슈퍼마켓에 관련된 조언을 해달라고 요청받을 때가 많다. 소비자들에게 슈퍼마켓은 식품업체의 건강상 효능에 대한 주장과 과학적 조언이 충돌하는 전쟁터와 마찬가지다. 그래서 사람들이 명료한 이성으로 식품을 선택하는 데 도움을 주고자 슈퍼마켓들을 헤집고 다니느라 내겐 일 년 열두 달이 모자랄 지경이었으며, 그 결과《무엇을 먹을 것인가(What to Eat)》라는* 책이 탄생했다.

*한국에서도 동명의 제목으로 출간되었다.

필수 공공 서비스를 제공한다고 해서 슈퍼마켓이 복지 기관이 될 수는 없다. 그들의 업무는 되도록 많은 식품을 파는 것이다. 선반 위치부터 배경음악까지, 상점 설계의 면면 모두가 마케팅 연구에 기반을 둔다. 그러한 연구의 결과, 고객들은 제품을 더 많이 볼수록 더 많이 산다고 드러났기에, 상점의 목표는 소비자들이 인내심의 한도 내에서 최대한 많은 제품을 접하도록 만드는 것이 되었다.

소비자들이 어떤 식품을 살지 망설이는 이유는 무엇일까? 제대로 된 선택을 하려면 분명 과학으로는 손쉽게 풀어낼 수 없는 문제에 대한 지식이 필요하며, 이에 더해 사회적·경제적 고려가 강력한 영향을 미친다. 모든 상점의 통로에서 날마다 그러한 결정의 순간들이 펼쳐진다.

유기농은 더 건강할까?

건강하고 영양가 있는 식품을 위해서라면 기꺼이 더 많은 돈을 지불할 의향이 있는 소비자들 덕분에 유기농 식품은 식품 산업에서 가장 빠른 성장세를 보인다. 미국 농무부는 '유기농 인증' 과일과 채소 생산자들이 화학적 살충제, 제초제, 화학비료, 유전자조작 종자, 방사선에 노출되거나 하수 처리물로 만든 비료를 이용하지 못하도록 금지한다. 그리고 검사 기관을 고용해서 생산자들이 그런 규정을 지키는지 확인한다. 이처럼 유기농을 관장한다고는 해도 농무부의 최우선 업무는 전통 농업의 촉진이다. 농무부가 "유기적으로 생산된 제품이 전통적으로 생산된 식품보다 더 안전하고 영양가가 있다는 것은 전혀 근거 없는 사실이다. 유기농 식품과 전통적으로 재배된 식품의 차이점은, 재배하고 취급하고 가공하는 방식뿐이다"라고 주장하는 것은 아마도 그러한 이유 때문일 것이다.

이에 따르면 재배, 취급, 가공의 차이는 전혀 중요하지 않아 보인다. 유기농 식품을 비판하는 측에서는 이 말에 동의할 것이다. 그들은 유기농 인증의 신뢰성, 유기농 생산방식의 생산성과 안전성, 건강상 효능에 의문을 제기한다. 유기농 식품 산업에 종사하는 사람들은 그런 비판을 반박할 연구 결과가 나와주기를 기다리지만, 관련 연구는 예산이 많이 들고 집행도 어렵다. 그럼에도 이 분야의 기존 연구들은 유기농 농장의 생산성이 전통적 농장에 거의 뒤처지지 않음을 입증해왔다. 또한 유기농은 에너지를 덜 소비하고, 토양이 덜 상하게 한다. 화학적 살충제 없이 재배된 식품을 먹는 사람들의 체내에는 그런 화학물질들이 적어야 마땅한데 실제로도 그러하다. 유기농 인증을 받으려면 거름 처리를 비롯해 토양 처리 방식에서 병균의 양을 줄이는 조치가 필요하다. 따라서 유기농 식품은 전통적인 식품 못지않게, 또는 그보다 더 안전해야 한다.

마찬가지로, 유기농 식품은 최소한 전통적 식품만큼은 영양가가 있어야 한다. 그리고 유기농 식품들이 더 영양가가 높다고 입증된다면 높은 가격도 어느 정도는 정당화될 것이다. 미네랄의 경우 이를 입증하는 것이 어렵지 않다. 식물의 미네랄 함유량은 재배되는 토양에 존재하는 미네랄 양에 달렸다. 유기농 식품은 더 비옥한 토양에서 재배되므로 미네랄 함유량도 더 높다.

그렇지만 비타민이나 항산화물질(유리기free radical에 의한 조직 손상을 줄여주는 식물 속 물질들)의 경우에는 차이를 보여주기가 어렵다. 이런 영양소들의 함유량은 해당 식품의 유전자 변형이나 생산방식보다는 수확 후에 농작물을 해로운 조건에서 얼마나 잘 보호하느냐에 달렸다. 예비 연구에 따르면 이런 면에서 유기농 식품에는 이점이 있다. 유기농 복숭아와 배는 비타민 C와 E 함량이 더 높았고, 유기농 산딸기와 옥수수는 항산화물질을 더 많이 함유했다.

연구를 계속하면 유기농 식품의 영양가가 더 높게 나올 것으로 예측되지만, 이런 영양소들이 과연 측정 가능할 정도로 건강을 증진할지는 미지수다. 모든 과일과 채소는 비록 조합과 함유량은 다르다 해도 유용한 영양소를 함유한다. 그러므로 특정한 식품을 통해 영양가를 조금 더 확보하기보다는 식물성 식품들을 다양하게 챙겨 먹는 편이 확실하게 건강에 이롭다. 유기농이 건강에 미치는 영향이 그리 크지 않다 해도 환경에 미치는 영향력은 크므로, 그것만으로도 슈퍼마켓에서 그들을 선택할 이유가 충분하다.

유제품과 칼슘

유제품의 건강상 효능은 과학자들의 골머리를 썩이는 문제다. 우유에는 다양한 성분이 들었고, 우유나 유제품을 섭취하는 사람들의 음식과 직업도 그들의 건강에 영향을 미친다. 이 연구는 특히 논쟁을 불러왔다. 유제품의 효능을 강력하게 주장하면서 반론을 찍어 누르는 유제품 산업의 영향력 때문이다.

유제품은 미국인의 식단에서 칼슘 공급량의 약 70퍼센트를 차지한다. 이 필수영양소는 뼈의 기본 성분으로, 뼈의 정상적 신진대사 과정에서는 꾸준히 칼슘이 들어오고 빠져나간다. 식단에 함유된 칼슘의 양이 손실을 메꾸기에 불충분하면 골절 위험이 높아진다. 전문가들은 하루 손실분을 채우려면 적어도 하루에 칼슘 1그램을 섭취해야 한다고 말한다. 보조식품을 이용하지 않는다면 이 정도 칼슘을 제공하는 것은 유제품이 유일하다.

그런데 뼈는 칼슘으로만 만들어지지 않았다. 근력 유지를 위한 필수영양소들은 빠짐없이 모두 필요하다. 신체 활동을 많이 하고, 흡연이나 과음을 적게 할수록 뼈가 튼튼해지게 마련이다. 유제품에 든 단일한 영양소의 효능을 검사하는 연구들은, 예컨대 마그네슘·칼륨·비타민 D·락토스(lactose) 등의 영양소가 뼈의 칼슘 유지를 촉진한다는 사실을 보여주었다. 한편 단백질·인·나트륨 등은 더러 칼슘 배출을 부추긴다. 이처럼 뼈의 강도는 단순한 칼슘 섭취량보다는 전반적 섭식과 행동 패턴에 달렸다.

유제품을 섭취하지 않는 사람들은 대체로 권장량보다 훨씬 적은 칼슘을 섭취하는데도 뼈 골절률이 낮게 나타난다. 이유는 분명치 않다. 어쩌면 육류, 유제품에 함유된 단백질을 섭취하고 가공식품, 청량음료에 함유된 나트륨과 인이 적은 식단을 통해 효과적으로 칼슘을 유지하는 걸까? 칼슘 균형이 다양한 요인에 의존한다는 사실은, 유제품 섭취가 가장 높은 나라에서 골다공증(뼈 밀도 저하) 비율이 가장 높게 나타나는 이유를 설명해줄 수 있다. 앞으로 연구가 진척되면 직관에 어긋나는 관찰 결과들을 더욱 명확히 이해하게 될 것이다.

한편 유제품은 입맛에 맞는 사람들에게는 별미지만 영양학적으로 필수품은 아니다. 암소를 생각해보자. 소는 젖을 떼고 나면 젖을 먹지 않지만 360킬로그램이 넘는 체중을 지탱할 정도로 골격이 크다. 암소들은 풀을 먹는데, 풀에 든 칼슘이 소량이라 해도 티끌 모아 태산이다. 사람도 과일과 채소, 통곡물을 많이 먹음으로써 유제품을 섭취하지 않고도 튼튼한 뼈를 가질 수 있다.

고기 논쟁

일각에서는 혈중 콜레스테롤을 높이고 심장병과 암을 비롯한 각종 질병의 위험을 증가시키는 용의자로 고기를 지목한다. 한편 반대편에서는 그런 혐의를 정당화할 만한 확고한 과학적 근거가 없다며 이에 반박한다. 이들은 육류에 든 단백질, 비타민, 미네랄의 영양학적 이점을 강조한다. 사실 개발도상국을 대상으로 한 연구에서는, 자라나는 아이들이 적은 양이라도 고기를 먹었을 때 건강이 개선되는 결과가 나타났다.

하지만 암소의 반추위에 있는 세균은 불포화지방산에 수소 원자를 덧붙이므로, 쇠고기의 지방은 포화지방산 비중이 대단히 높다. 이러한 종류의 지방은 관상동맥 질환 발병 위험을 높인다. 모든 지방과 유지는 포화지방산을 일부 함유하지만 동물성지방, 특히 쇠고기의 지방은 식물성지방보다 포화지방산을 더 많이 함유한다. 영양학자들은 하루에 테이블스푼 하나(20그램) 이상의 포화지방산을 섭취하지 말라고 경고한다. 쇠고기를 먹으면 순식간에 이 선을 넘는다. 맥도날드에서 가장 작은 치즈버거는 포화지방산 6그램을 함유하지만, 하디스의 몬스터 틱버거의 포화지방산 함유량은 무려 45그램이다.

그러나 '왜 육류가 발암 위험을 증가시키는가' 하는 문제는 아직 살펴보아야 한다. 과학자들은 1970년대부터 육류와 암의 상관관계를 들여다보기 시작했지만 그 후 몇십 년을 연구해도 관련 요인이 지방인지, 포화지방산인지, 단백질인지, 혹은 발암물질이나 육류와 관련된 무엇인지 확신하지 못한다. 1990년대 후반, 전문가들은 쇠고기를 먹으면 아마도 대장암 위험이 증가하며, 유방암과 전립선암, 어쩌면 다른 암들의 발병 가능성도 높아진다고 결론 내리는 데 그쳤다. 이처럼 불확실한 상황에서, 미국 암학회는 쇠고기에서 지방이 적은 부위를 소량만 먹고 닭고기나 생선, 콩 등 대안을 택하라고 권유한다. 이는 '무엇을 먹어야 하는가'에 관한 오늘날의 기본적 권고와 일치한다.

생선과 심장병

지방질 생선은 긴사슬 오메가-3(long-chain omega-3) 지방산의 가장 중요한 공급원이다. 1970년대 초반에 덴마크 연구자들은 생선, 바다표범, 고래고기를 주식으로 하는 그린란드 원주민 중에는 심장병 환자의 비율이 놀랍도록 적다는 사실을 발견했다. 연구자들은 그러한 보호 효과의 원인이 그들이 먹는 식량의 오메가-3 지방산 함량 덕분이라고 보았다. (전부는 아니지만) 일부 후속 연구에서는 그 생각을 확정했다.

그러나 크고 기름기가 많은 생선에는 먹이사슬을 통해 메틸수은을 비롯한 독소들이 축적되었을 가능성이 높으므로, 이런 음식을 먹을 때는 이득과 위험을 놓고 저울질을 해야 한다. 수산가공 업계에서는 오메가-3의 건강상 이득이 위험을 넘어선다는 것을 입증하는 데 열을 올리는데, 그 이유는 쉽게 짐작 가능하다.

심지어 오메가-3 지방산에 대한 독립적 연구들이 다르게 해석될 여지가 있다. (바다의 농무부라 할 수 있는) 미국해양대기관리처(National Oceanic and Atmospheric Administration)는 2004년 미국의학협회(Institute of Medicine, IOM)에 해산물 섭취의 이점과 위험에 대한 연구를 검토해줄 것을 요청했다. 심장병 위험에 대해 다룬 그 연구의 후속 검토를 보면 그런 연구를 해석하기가 얼마나 어려운지 알 수 있다.

미국의학협회의 2006년 10월 보고서는 해산물 섭취가 심장병 위험을 줄여줄 수 있다고 결론 내렸지만, 오메가-3 지방산을 그 요인으로 확정하기에는 연구의 일관성이 부족하다고 판단했다. 그와는 대조적으로, 하버드 공공보건대학원 연구자들은 《미국의학저널(Journal of the American Medical Association)》에 그보다 훨씬 긍정적인 보고서를 발표했다. 그들의 진술에 따르면 오메가-3 지방산을 소량만 섭취해도 심장병으로 인한 사망률을 36퍼센트, 총 사망률을 17퍼센트 낮출 수 있었다. 그렇다면 생선을 먹지 않는 것은 건강을 위협하는 행위가 된다.

저명한 과학자들이 동일한 연구를 보고 그처럼 완전히 다른 결론에 도달하는 것은 해석 차이 때문이다. 예를 들면 양측은 2006년 3월 《영국의학저널(British Medical Journal)》에 발표된 연구를 놓고도 엇갈린 시각을 보여준 바 있다. 그 연구에서는 심장병 위험이나 사망률에 오메가-3 지방산이 전반적 영향을 미친다는 근거가 전혀 발견되지 않았다. 비록 최초 연구 일부에서 14퍼센트의 총 사망률 감소가 나타나긴 했지만 이는 통계적으로 유의미한 수준에 미치지 못한다. 미국의학협회 연구진은 '유의미하지 않은' 결과를 주의가 필요하다는 증거로 해석한 반면, 하버드 공공보건대학원 연구진은 그 자료가 오메가-3 지방산의 이점을 보고하는 연구들과 부합한다고 해석했다. 연구 결과가 일관적이지 않을 때는 양쪽 해석이 모두 가능하다. 필자라면 그런 상황에서 '주의' 쪽을 선호하지만, 각자의 견해는 다를 수 있다.

　연구 결과들이 엇갈리다 보니, 생선을 먹는 것에 관한 권고 역시 엇갈린다. 미국심장협회(American Heart Association)는 성인들에게 적어도 일주일에 두 차례 지방질 생선을 섭취하라고 권하지만, 미국 식단 가이드라인(U. S. dietary guidelines)은 "생선의 지방산 섭취와 심혈관계 질환으로 인한 일반 대중의 사망률 감소에 관계가 있음을 보여주는 근거는 제한적이다. 그럼에도 더 많은 연구가 필요하다"라고 말한다. 심장병 위험을 낮춰주는 것이 생선의 고유한 특성이건 아니건 간에 해산물은 풍부한 영양소를 공급하고 맛도 좋다. 먹이사슬에서 아래쪽에 있는 생선을 일주일에 두 번 조금씩 먹는다고 해서 그리 해롭지는 않을 듯하다.

소다와 비만

설탕과 옥수수 감미료는 슈퍼마켓에서 판매하는 수많은 식품들의 칼로리 함량에서 큰 비중을 차지한다. 실제로 청량음료, 스포츠음료, 주스 등의 음료에 든 모든 칼로리는 첨가된 설탕이 담당한다.

　1980년대 이후로 1인당 감미료 섭취량은 하루 200칼로리가량 증가했는데, 이러한 추세는 상승하는 비만율과 밀접한 관계가 있다. 감미료 섭취량의 증가는 체중 증가와도 관련이 있어 보이지만, 음료수 제조사들은 (칼로리나 식단의 다른 식품들과는 무관하게) 가당음료만으로 비만의 위험이 증가한다는 연구 결과는 나오지 않았다고 주장한다. 정황증거밖에 없다는 그들의 말은 옳다. 하지만 감미료가 첨가된 음료수로만 하루 1,000칼로리 이상을 섭취하는 어린이 비만 환자들이 드물지 않고, 가당음료를 습관적으로 섭취하는 아동들은 다른 아동들보다 더 많은 칼로리를 섭취하고 체중도 더 많이 나간다는 것을 보여주는 연구 결과들이 존재한다.

그럼에도 감미된 음료가 비만에 미치는 영향을 놓고서는 해석이 분분하다. 예를 들면 독립적 기관에서 출연해 2006년 실시한 체계적 조사 결과, 감미료가 든 음료수는 아동과 성인 양쪽 모두의 비만을 증가시킨다는 사실이 밝혀졌다. 하지만 같은 해 일부 음료 산업 협회에서 후원한 조사 결과는 청량음료가 비만에 어떠한 특별한 역할도 하지 않는 것으로 나왔다. 산업 지원을 받는 연구자들은 단기적이고 비결정적이라는 이유로 기존 연구를 비판하면서 평소의 식단 대신 감미된 음료를 섭취한 사람들이 오히려 체중이 감소했다는 연구 결과들을 내세운다.

이런 차이점들에서 연구 그 자체에 대한 식품 산업의 후원 관행을 들여다볼 필요성이 생긴다. 연구 설계와 해석 방식에 후원금이 영향을 미치지는 않는다며 불쾌감을 표하는 연구자들도 많지만, 시스템적 분석 결과를 보면 그렇게 기분 나빠할 일만도 아니다. 2007년에는 감미된 음료를 비롯한 음료가 건강에 미치는 영향을 다룬 연구들을 후원자를 기준으로 분류하기도 했다. 업계의 후원을 받는 연구는, 독립 조직의 지원을 받는 연구에 비해 후원자에게 이로운 결과를 내놓을 가능성이 높았다. 과학자들이 감미된 음료가 비만을 야기한다는 사실을 입증하지 못한다 해도, 체중을 줄이는 데 관심이 있는 사람이라면 감미된 음료 섭취를 줄여야 한다는 주장은 합리적이다.

　이러한 예들은 왜 영양학에서 그토록 논쟁이 분분한지 보여준다. 피실험자들이 식이요법을 준수하게 만드는 방법이 나오지 않는 한, 연구를 둘러싼 격렬한 논쟁은 사그라들지 않을 전망이다. 다양한 관점과 연구의 초점이 저마다 대립하며, 섭식 패턴보다 단일한 영양소를 강조하는 식품 광고는 계속해서 이런 논쟁을 부채질한다. 연구자들이 영양과 건강 연구를 위한 더 나은 방법들을 찾아내기를 기다리는 동안, 덜 먹고, 더 많이 움직이고, 채식 위주 식단을 꾸리고, 정크푸드를 과도하게 섭취하지 말라고 권하고 싶다. 나의 권유는 합리적이고 맛있는 저녁 식사를 즐길 기회를 빼앗지 않는다는 것이 장점이다.

1-2 진실 혹은 거짓 : 하루에 물 8잔을 마셔야 한다

카렌 벨러니어

건강에 관심이 있는 사람들 모두 들먹이는 충고가 있다. 하루에 최소한 8온스 (230밀리리터) 잔으로 8번 물을 마셔라. 다른 음료(커피, 차, 소다, 맥주, 심지어 오렌지 주스까지)는 셈에 들어가지 않는다. 수박? 어림도 없다.

물이 몸에 좋다는 사실은 부정할 수 없다. 그렇지만 정말로 모든 사람이 물을 하루에 1,900밀리리터 마실 필요가 있을까? 다트머스의과대학교 생리학과 교수로 45년간 인체의 물 균형 유지에 관한 생물학적 체제를 연구했으며 이제는 은퇴한 신장 연구 전문가 하인츠 발틴(Heinz Valtin)에 따르면 답은 "아니요"다.

발틴은 신장결석이나 요로감염증에 취약한 특수한 건강 문제를 가진 사람들은 물을 많이 마시는 것이 이로울 수 있다고 말한다. 하지만 2002년, 오늘날의 이른바 '8×8' 지침의 기원에 대한 대규모 연구 및 건강에 대한 관련 주장을 검토한 결과, 그는 건강한 사람들이 물을 다량 섭취해야 한다는 주장을 뒷받침할 만한 어떤 과학적 근거도 발견하지 못했다고 보고했다. 2008년 단니고이아누(Dan Negoianu)와 스탠리 골드팝(Stanley Goldfarb)은 《미국신장학회지(Journal of the American Society of Nephrology)》의 의뢰를 받아 그 근거를 검토했다. 그들은 비슷한 결론에 도달했다. "물을 많이 마시는 것이 몸에 좋다는 명확한 근거는 전혀 없다."

　사실 발틴은 '8×8' 지침이 오해에서 비롯되었을 가능성을 발견했다. 1945년 내셔널아카데미오브사이언스(National Academy of Science) 산하 의학협회의 식품영양위원회(Food and Nutrition Board)는 음식 1칼로리당 물 1밀리리터(약 5분의 1티스푼)를 제시했다. 계산은 무척 단순하다. 매일 1,900칼로리로 식단을 구성한다면 물 1,900밀리리터를 마시면 되는데, 이는 공교롭게도 64온스와 매우 비슷한 양이다. 그렇지만 영양학자들을 비롯한 많은 사람들이 핵심을 놓쳤다. 그만큼의 하루 수분 요구량은 식품에 함유된 수분만으로 충족시킬 수 있다는 점이다.

　식품영양위원회는 2004년, 수분 섭취 문제를 재검토했다. '식품을 통한 전해질과 물의 섭취 선호도'를 살펴본 연구진은, 여성은 약 2.7리터, 남성은 약 3.7리터의 물을 섭취하면 적절한 수분 공급 상태로 나타났음을 짚었다. 얼핏 보면 많아 보이는 양이지만 그 원천은 다양하다. 커피, 차, 우유, 소다, 주스, 과일, 채소를 비롯한 식품 모두가 포함된다. 연구진은 사람이 건강을 유지하려면 추가로 얼마의 물을 더 마셔야 한다는 권고 없이, "건강한 사람들의 압도적 대다수는 갈증을 기준 삼아 매일의 수분 섭취 요구를 적절히 충족한다"고 결론 내렸다.

　'8×8' 지침 옹호자들은 더러 갈증이 수분 섭취의 좋은 지표가 아니라고 주장한다. 많은 사람들이 심한 만성적 탈수 상태여서 자기 몸의 물 신호를 인지하지 못한다는 것이다. 펜실베이니아주립대학교 영양학과 교수 바버라 롤스(Barbara Rolls)는 이에 동의하지 않는다. 그녀의 연구 결과 "사람들이 만성적으로 탈수 상태라는 증거는 전혀 나타나지 않았다." 비록 일부 약물이 갈증 조절에 문제를 일으키고, 노년층은 젊은 층에 비해 갈증을 덜 느낄 수도 있지만 건강한 사람들 대다수가 적절히 수분을 섭취한다고 롤스는 말한다.

'8×8' 지침 옹호자들이 종종 내세우는 물 섭취의 또 다른 이점은 체중 감량이다. 그들은 사람들이 갈증을 허기로 착각해서 실제로는 목이 마른데 음식을 찾는다고 말한다. 또한 물을 마시면 식욕을 억누를 수 있다고도 주장한다. 심각한 비만 문제를 감안하면, 아무리 조그만 양(또는 방울)도 무시할 게 못 된다.

롤스는 이에 동의하지 않는다. "물을 마시면서 살이 저절로 사라지기를 바라는 것은 헛된 소망입니다. 그게 그처럼 간단하면 얼마나 좋겠어요." 그녀의 설명에 따르면 "신체에서 허기와 갈증을 조절하는 시스템은 서로 별개이며, 사람들이 갈증을 허기로 착각할 가능성은 낮다." 게다가 그녀의 연구 결과, "식사 전후에 물을 마시면 식욕에 영향을 미친다는 증거는 한 번도 발견되지 않았다." 그럼에도 그러한 오해에는 일말의 진실이 있다. 롤스는 (단순히 물이 아니라) 수분이 풍부한 음식들이 칼로리 섭취를 줄이는 데 효과가 있다는 확실한 근거를 발견했다. 그러고는 이렇게 덧붙인다. "물로 체중 감량을 돕는 방법이 하나 있습니다. 칼로리 함유 음료 대신 물을 마시는 겁니다."

롤스도, 발틴도 물을 건강한 식단에 포함시킨다는 생각에는 반대하지 않는다. 두 연구자 모두 신체가 제대로 기능하려면 물이 필요하며, 탈수는 신체에 해롭다는 사실을 인정한다. 그러나 이상적 물 섭취량을 결정하는 보편적 진리의 가이드라인이 존재한다는 생각에는 둘 다 단연코 반대한다. 롤스는 말한다. "수분 요구는 외부 기온과 활동 수준을 비롯한 여러 요인에 크게 좌우되기 때문에, 모든 사람에게 들어맞는 단일한 규칙은 없습니다." 그리고 발틴은 특정한 상황에서는 물을 너무 마시면 실제로 위험할 뿐 아니라 목숨까지 위협할 수 있다고 주의를 준다.

그렇다면 얼마나 많은 물을 마셔야 할까? 그들은 다음과 같이 조언한다. 특수한 의학적 문제가 있다면 의사와 상담할 것. 그렇지 않은 건강한 사람들을 위한 롤스의 권고는 다음과 같다. "식사할 때, 목이 마를 때 음료를 마시면 됩니다." 달리 말해 갈증 신호를 따르고, 수박을 맛있게 먹으면 된다. 그 외에 추가로 물을 벌컥벌컥 들이켜지 않는 데 대한 죄책감은 이제 물에 흘려보내자.

1-3 탄수화물, 지방과 심장 건강

멜린다 웨너 모이어

"포화지방은 조금만 섭취하세요." 이는 지난 30년간 미국 정부가 말해온, 새겨들어야 할 권고였다. 그렇지만 미국인들이 그 말에 따라 1970년 이후 하루 칼로리에서 포화지방 비중을 줄여가는 동안 비만율은 2배 이상, 당뇨병은 3배 이상 뛰었으며, 심장병은 여전히 미국 최대의 사망 요인이 되고 있다. 거의 24건에 달하는 연구 분석을 포함해 현재 새롭게 쏟아져 나오는 연구 결과들은 그러한 현상에 대해 한 가지 설명을 제시한다. 연구자들이 용의자를 잘못 짚었을 수도 있다는 점이다. 많은 미국인들이 오늘날 지방 대신 정제 탄수화물을 섭취하는데 오히려 이것이 비만과 당뇨병, 심장병 위험을 더 높일지도 모른다. 이러한 발견은 미국인을 위한 새로운 섭식 지침 제시에 있어 심오한 함의를 띤다.

최근 《미국임상영양학저널(American Journal of Clinical Nutrition)》은 거의 35만 명을 대상으로 매일의 '식품 섭취'와 5~23년 후 그들이 '심혈관계 질환에 걸릴 위험'을 비교한 메타분석 결과를 발표했다. 몇 가지 기존 연구의 데이터를 결합한 연구였다. 오클랜드어린이병원연구소(Children's Hospital Oakland Research Institute)의 아테롬성 동맥경화증 연구 과장 로널드 크라우스(Ronald M. Krauss)가 감독한 이 분석에서는 포화지방 섭취량과 심장병 위험 사이에 아무런 연관 관계도 나타나지 않았다.

그러한 결과는 "포화지방은 총 콜레스테롤 수치를 높이므로 심장 건강에 해롭다"는 통념과는 어긋났던 지난 몇 년간의 연구 결과와 맞아떨어진다. 그 통념은 "뒷받침하는 데이터 없이 주로 보외법(extrapolation)에* 의존했다"고 크라우스는 말한다.

*그래프 등의 자료에서 나오지 않은 부분을, 그래프의 그 부분에 가까운 부분에서 이어나가서 추정하는 해석 방법.

그 같은 해묵은 논리의 한 가지 문제는 "총 콜레스테롤 수치가 위험 예측에 별 쓸모가 없다"는 점이라고 하버드 공공보건대학원 영양학-역학 교수 메이어 스탬퍼(Meir Stampfer)는 말한다. 포화지방은 '나쁜' 저밀도 지질단백질의 혈중 수치를 확 끌어올리는 동시에, '좋은' 고밀도 지질단백질 역시 증가시킨다. 스탬퍼는 비만 정도가 가벼운 322명에게 세 가지 다이어트 중 하나를 배정하고 2년간 추적한 공동연구 결과를 2008년 《뉴잉글랜드저널오브메디슨(New England Journal of Medicine)》에 발표했다. 미국심장협회 가이드라인에 기반한 '저지방, 칼로리 제한 다이어트', 풍부한 채소를 섭취하고 붉은 육류를 적게 먹는 지중해식 '칼로리 제한 다이어트', 마지막으로 '칼로리 무제한 저탄수화물 다이어트'가 그것이다. 그 결과 저탄수화물 다이어트의 실험군은 가장 많은 포화지방을 섭취했으면서도 고밀도 지질단백질 대 저밀도 지질단백질 비율이 가장 건강했고, 저지방 다이어트 실험군에 비해 살을 2배나 더 많이 뺐다.

스탬퍼의 발견은 그저 포화지방산이 그리 나쁘지 않다는 사실뿐만 아니라 탄수화물이 생각보다 나쁠 가능성 역시 시사한다. 그가 1997년 《미국의학저널》에 발표한 여성 6만 5,000명을 대상으로 한 공동연구 결과, 가장 쉽게 소화되고 곧바로 흡수되는, 즉 혈당지수(Glycemic index, GI)가 가장 높은 탄수화물을 섭취한 여성들의 5분위수가, 평균 혈당지수가 가장 낮았던 여성들의 5분위수보다 제2형 당뇨병에 걸릴 확률이 47퍼센트 더 높았다. (여성들이 섭취한 지방의 양은 당뇨병 위험에 영향을 미치지 않았다.) 그리고 네덜란드에서 1만 5,000명의 여성을 대상으로 실시한 2007년 연구는 《미국심장학회지(Journal of the American College of Cardiology)》에 발표되었는데, 식단의 평균 혈당지수가 가장 높은(1인분 식단 분량을 상회하는 수치다) 5분위수에 속한 과체중 여성들은 가장 낮은 5분위수에 속한 과체중 여성들에 비해 관상동맥 질환이 발달할 가능성이 79퍼센트 더 높다는 것을 보여주었다. 이런 추세를 혈당지수가 높은 탄수화물이 혈당에 미치는 요요현상으로 어느 정도 설명할 수 있다고 보스턴아동병원(Children's Hospital Boston) 비만연구소 소장 데이비드 루트비히(David Ludwig)는 말한다. 그것은 지방 생산과 염증을 자극하고, 전반적인 칼로리 섭취를 증가시키며, 인슐린 민감성을 떨어뜨릴 수 있다.

5년 단위로 갱신되는 미국 식단 가이드라인에 지방과 탄수화물에 대한 이러한 최근의 견해가 포함될까? 확실한 근거가 있는지가 이를 좌우한다고 미국 농무부의 '영양 정책 및 지원센터(Center for Nutrition Policy and Promotion)' 부소장 로버트 포스트(Robert C. Post)는 설명한다. "근거가 부족한 결과들은 더 필요한 연구 그리고 살펴봐야 할 일들의 목록에 들어갑니다." 지금으로서 농무부가 미국인들에게 전하는 주된 메시지는 "어떤 식품이든 상관없이 전반적 칼로리 섭취를 제한하라"는 것이라고 포스트는 말한다. 그는 설명한다. "고객들에게 보내는 메시지는 짧고 단순하고 핵심을 찔러야 합니다."

하버드대학교의 스탬퍼에 따르면 규제 기관들이 맞닥뜨린 또 다른 이슈는, "가당음료 산업 측의 강력한 로비와 이 모든 연구 결과에 불신을 심어 넣으려는" 시도다.

그렇다고 해서 지금부터 포화지방산을 마음껏 폭식하라고 말하는 사람은 없다. 생선과 올리브유에 든 일부 단불포화지방산과 다불포화지방산은 심장병 위험을 낮출 수 있다. 더욱이 일부 고섬유소 탄수화물이 몸에 좋다는 점은 의심할 바가 없다. 그렇기는 해도 어쩌면 포화지방산은 시리얼, 빵, 파스타, 쿠키 등에 든 정제 탄수화물과 설탕에 비하면 그리 심각한 문제가 아닐지도 모른다.

"포화지방산을 줄이고 그 자리를 고혈당 탄수화물로 채우면 몸에 이롭지 않은 정도가 아니라 실제로 해로울 수 있습니다." 루트비히는 주장한다. 다음번에 버터 바른 토스트를 먹을 때는 "실상 버터가 더 건강한 재료일지도 모른다"는 점을 한번 생각해보라고 그는 귀뜀한다.

현대의 육류 보존과 요리 방식은 건강한가?

페리스 자브르

존 듀란트는 고기를 정말로 좋아하지만 냉장고에는 조금밖에 넣어둘 수 없다. 자리가 모자라기 때문이다. 그 대신 공동으로 사용하는 맨해튼 아파트의 커다란 흰 냉동고에 고기를 보관한다. 29세의 듀란트는 냉동고를 열고 정육점 포장지에 싸인 언 사슴고기를 꺼낸다. 이어서 얼음들 사이를 뒤적여 풀을 먹여 키운 소의 고기 한두 점을 찾아낸다. 그리고 양 콩팥, 돼지고기 비계와 돼지족발(ham hocks)을 내게 보여준다. 이른바 구석기 다이어트를 신봉하는 듀란트는 우리의 선조들과 동일한 방식으로 먹으려고 노력한다. 바로 엄청난 양의 고기, 그중에서도 주로 붉은 고기(익힌 쇠고기, 돼지고기, 양고기를 비롯한 포유류의 고기들)를 거의 매일 먹는 것이다.

구석기 생활방식에 관한 책의 막바지 부분을 집필 중인 듀란트는 적어도 한 가지 점에서는 옳다. 고기가 없었다면 아마도 인류는 오늘날과 같은 지점에 도달하지 못했을 것이다. 진화생물학자들은, 사냥을 하고 익힌 고기를 먹는 것이 인간의 해부학을 크게 바꾸어놓았고 아마도 더 큰 뇌를 발달시키는 데 도움이 되었으리란 사실을 보여주었다. 오늘날 고기는 일본을 제외한 모든 경제 부국에서 단백질의 최대 공급원이다. 연간 육류 섭취는 2030년 무렵이면 전 지구에서 3억 7,600만 톤에 이를 것이다.

그런데 대다수 선진국 사람들은 몇백만 년 전의 초기 인류보다 훨씬 정적

(靜的)으로 산다. 우리 조상들은 무엇이든 먹을 것을 채집하려면 무척 애를 써야 했고 사냥에 실패하면 굶주릴 가능성이 매우 높았다. 하지만 우리들 대부분은 원하면 언제든 칼로리가 풍부한 육류를 쉽게 접할 수 있다. 실제로 우리는 건강에 이로운 정도보다 고기를 많이 먹는가?

20년 전만 해도 대다수 영양학자들은 "그렇다"라고 대답했을 것이다. 특히 햄버거에 넣는 고기나 등갈비 등 지방질 부위에 관해서라면 더욱 그러할 것이다. 결국, 인체는 그 같은 육류에 든 포화지방산을 곧장 혈중 콜레스테롤로 변환하는데 이로써 아테롬성 동맥경화증을 유발할 수 있다. 이는 심장병과 뇌졸중, 양측 모두의 주된 요인이 된다. 그러나 최근 몇 년간 일부 연구자들은 붉은 고기와 심혈관계 질환의 연결 고리가 기존의 생각만큼 강력한지 의문을 제기해왔다.

육류의 포화지방산 함량보다는 오히려 육류를 가공하거나(즉 화학물질로 보존하거나) 익히는 방식이 더 위험할 수 있음을 지적하는 연구 결과들이 나오기 시작했다. 더욱이, 연구자들은 이제 건강한 식습관의 요인이 무엇인지 알아낼 때 전체 식단을 두루 살피라고 강조한다. 예를 들면 붉은 고기를 줄이고 그 자리를 피자, 흰 빵, 아이스크림 등 풍미 넘치는 음식들로 채운다면 누구에게도 득이 되지 않을 것이다. 이러한 섬세한 시각과 발맞추어, 많은 영양학자들은 자신의 권고를 수정해왔다. "사람들에게 붉은 고기를 일절 끊으라고 말하는 마구잡이식 접근법으로는 투자 대비 높은 수익을 올리지 못할 겁니다." 하버드대학교 전염병학자 다리우시 모자파리안(Dariush Mozaffarian)은 말한다.

"모든 육류가 똑같지는 않습니다. 우리에겐 선택의 여지가 있습니다." 그러나 그러한 선택 기준을 둘러싼 논쟁은 끝나지 않는다.

인간이 고기를 만나다

붉은 고기 섭취가 건강에 어떤 영향을 미치는가에 관한 더러 논쟁적이기도 한 최근의 연구 결과들을 들여다보기 전에 먼저 조상들의 섭식 습관을 생각해보면 도움이 될 것이다. 비록 기록이 몹시 불완전하지만(게다가 조상들의 식단은 지리학에 따라 크게 달라진다) 고생물학자들은 몇 가지 이정표 수립에 부족하지 않을 증거를 수집해왔다. 침팬지와 인류의 마지막 공통 조상부터 우리 선조들이 처음 갈라져 나온 지점까지 충분히 멀리 거슬러 올라가보자. 그들은 아마도 과일과 식물의 잎 그리고 약간의 흰개미를 먹었으리라. 육류는 매우 드물게 먹는 별식이었다. 그러나 이미 300만 년 전에도 조상들은 돌 도구로 동물 뼈에서 고기를 발라내는 법을 알았음이 확실하다. 처음에 이들 초기 인류는 다른 포식동물들이 잡은 먹이의 찌꺼기를 먹었다. 쓰러진 가젤의 살점을 몰래 떼어내거나, 조그만 육식동물을 쫓기도 했다. (적어도 40만 년 전) 불로 익히는 법을 배우고, (적어도 20만 년 전) 돌 창끝을 발명한 덕분에 조상들에겐 배를 채울 기회가 크게 늘었다.

고기와 익힌 음식을 정기적으로 먹으면서 해부학은 변화했다. 치아는 작아지고 무뎌졌으며, 대장은 축소되고 소장은 확대되었다. 이 모든 변화는 부드럽고 익힌 음식을 씹고 소화하는 능력을 향상시켰다. 뇌가 3배나 커진 것은 아마도 칼로리가 높은 고기 덕분이었으리라. 이를 비롯한 다양한 적응을 통해 지금과는 무척 다른 시대에 조상들은 살아남을 수 있었다. 그렇다면 오늘날 우리에게 적절한 물음은, 조상들의 식단이 현재 상황에 어떤 의미를 가지는 가, 그리고 고기를 조리하고 섭취하는 현대적 방식이 건강에 어떤 영향을 미치느냐일 것이다.

보존제에 관한 우려

이런 물음에 답하기 전에 영양학 연구를 집행하는 건 어렵기로 악명 높다는 사실을 반드시 짚고 넘어갈 필요가 있다. 결국, 건강에 미치는 장기적 영향을 확실히 입증하겠다고 누구에겐 고기만 먹이고, 누구에겐 양상추만 씹게 만드는 건 윤리적으로 옳지 않다. 연구자들은 그다음으로 좋은 방법을 이용해왔다. 대규모 집단을 대상으로 한 식단 조사 방식이다.

　하버드의 각기 다른 두 연구진이 내놓은 두 건의 연구 결과는, 모든 고기가 똑같이 건강에 해롭지는 않다는 인식이 점점 커져가는 현실을 보여준다. 최근에 프랭크 후(Frank Hu)와 그의 동료들은 붉은 고기 섭취가 실제로 심혈관계 질환과 암을 비롯해 다양한 원인으로 인한 사망 위험을 증가시킨다고 결론 내렸다. 특히 가공되지 않은 붉은 고기 섭취량이 하루 1인분(여기서 1인분이란 카드팩 하나 크기를 말한다) 추가될 때마다, 사망 위험은 13퍼센트 증가했다. 가공육의 경우 사망 위험은 20퍼센트 증가했다. 이런 위험 수치들은 남자의 경우는 22년, 여자의 경우는 28년이란 기간을 기준으로 측정했다.

이러한 수치를 하루 단위로 번역하는 데는 더욱 정밀한 과학이 필요하다. 케임브리지대학교 통계학자 데이비드 스피겔홀터(David Spiegelhalter)는 프랭크 후의 결과를 이용해 하루에 붉은 고기 1인분을 추가로 먹는 성인은 기대 수명이 1년 감소한다고 계산했다. 관련된 사회보장국 자료를 바탕으로 한 FindtheData.org는 건강한 40세 남성에게 남은 시간이 36.2년이라고 분석하는데, 그 계산이 무엇을 의미하는지 생각해보자. 고기 1인분을 추가로 먹는 성인은 76번째 생일을 넘기지 못하고 75.2세까지만 살게 될 것이다. 대수롭지 않게 넘길 사실은 아니다. 그렇다고 치명적인 습관이 아닌 것도 분명하다. 예컨대 질병통제예방센터(Centers for Disease Control and Prevention)에 따르면 흡연을 하는 남녀는 평균수명이 각각 13.2년, 14.2년씩 단축된다.

프랭크 후의 연구에는 한계가 있다. 그 연구는 대상자들이 자발적으로 응답한 설문에 의존했고 이는 몇 가지 방식으로 결과를 왜곡할 수 있다. 알고 보니 붉은 고기를 가장 많이 섭취한 참가자들은 흡연과 과도한 음주를 하면서 운동은 하지 않을 가능성이 높았다는 것이다. 따라서 고기 섭취가 건강에 미치는 악영향이 실제보다 과장될 수 있었다.

하버드의 또 다른 연구진은 프랭크 후의 결론에 대한 대안을 제시했다. 그 연구진은 모자파리안 주도로 고기 섭취와 관련된 연구 결과 20건을 취합하고 검토했다. 이 20건의 연구는 120만 명 이상의 인구에게 수집한 데이터를 아우른 반면, 프랭크 후의 연구는 12만 명 남짓한 사람들의 데이터만을 대상으로 했다. 또한 메타분석 결과, 일반적으로 붉은 고기와 관련된 사망이나 질병의 위험 증가를 전혀 보여주지 못했다. 그 대신 베이컨이나 살라미, 핫도그 등 가공된 붉은 고기로 인한 위험의 징표가 발견되었다. 모자파리안과 동료들은 가공된 붉은 고기 섭취량이 하루 50그램 증가할 때마다 심장병 위험이 42퍼센트 증가하고, 당뇨병 위험이 19퍼센트 증가한다고 결론을 내렸다.

프랭크 후의 연구에서 보듯, 핫도그와 콜드컷을 (cold cut)* 많이 먹는 사람들은 전반적으로 건강이 좋지 않았다. 그런데 그처럼 대규모 조사에서 *얇게 썬 고기와 치즈의 혼합 요리.
나타나는 강력한 연관성들은 몹시 흥미롭다. 둘 다 수치가 매우 비슷한 포화지방산과 불포화지방산을 함유하는데 왜 가공된 붉은 고기는 가공되지 않은 붉은 고기보다 해로울까? 매 50그램마다, 가공육은 비가공육에 비해 칼로리는 많게, 콜레스테롤·단백질·철분은 적게 함유했음이 드러났다.

가장 큰 격차는 염분과 방부제 함량에서 나타났다. 가공된 육류는 일반적인 육류에 비해 나트륨은 4배, 방부제는 50퍼센트 더 많이 함유했는데, 특히 질산염(nitrate)과 아질산염(nitrite)이라는 화합물은 세균을 죽이고 먹음직한 분홍색이나 붉은색을 띠게 만든다. 또한 일부 가공육은 니트로사민(nitrosamine)을 함유하는데, 이는 육류가 고온에서 요리되거나 위의 산성 환경에 노출되면 아질산염으로 변화한다. 염분은 민감한 사람들에게 고혈압을 유발하는 것으로 알려져 있다. 아질산염은 동맥을 굳히고 당뇨병과 비슷한 신진대사 변화를 촉발한다. 또한 니트로사민은 설치류, 원숭이, 인간의 암을 유발하는 물질로 알려졌다. (모자파리안의 연구가 조리 방식을 다루지는 않았다. 설문 연구에 따르면 고기를 웰던 혹은 프라이나 바비큐로 먹는 사람들은 결장암이나 췌장암에 걸릴 확률이 약간 더 높다.)

결국, 식단을 구성하는 다양한 선택과 개인적 습관을 무시하면서 고기 섭취만을 기반으로 건강을 평가한다면 합리적이지 못하다. 비록 인간이 조상들과 같은 방식으로 고기에 의존하진 않지만 붉은 고기는 전 세계에서 여전히 단백질, 철, 비타민 B12의 중요 공급원이다. 가공된 붉은 고기와 익힌 고기를 너무 많이 섭취하면 몸에 좋지 않다는 증거들은 꽤 흔하고 믿음이 가지만, 적당한 양이라면 반드시 그렇지만도 않다. 이는 이따금 스테이크를 즐기는 일부 사람들에게는 반가운 소식이다. 물론 존 듀란트와 그의 고기 냉동고에도.

2

보조식품 : 약인가, 독인가?

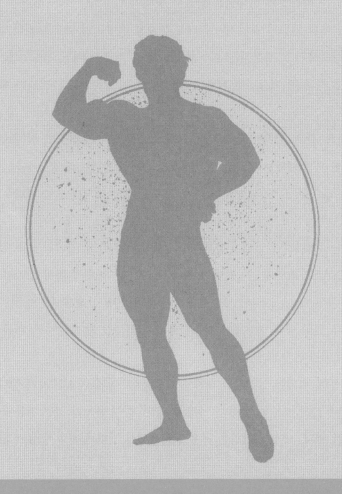

2-1 알약에 든 비타민은 식품에 든 것과 다를까?

크리스틴 로젠블룸·루크 부치

보조제에 든 비타민과 미네랄은 합성된 형태의 영양소들이다. 하지만 '합성'이라는 단어를 반드시 질이 떨어진다는 뜻으로 받아들일 필요는 없다. '천연' 재료를 함유했다고 주장하는 보조제에도 합성 재료가 어느 정도는 들었다. 사실, 오로지 천연 재료만을 함유하려면 알약 크기가 골프공 정도는 되어야 한다.

대부분의 경우, 신체는 천연 영양소 못지않게 합성 영양소도 잘 흡수하는 듯하다. 한 가지 예외는 비타민 E인데, 그것은 천연 형태(RRR-α-토코페롤)일 때 합성 형태(all rac-α-토코페롤)보다 더 잘 흡수된다. 그렇지만 요즘 대다수 보조제는 천연 비타민 E 함량이 더 높으므로, 알약 형태로도 잘 흡수된다.

흡수가 일어나려면 알약이 용해되고 분해되어야 한다. 그러니 보조제를 구매할 때는 USP 표시를 찾아보아야 한다. 이 표시는 독립적 검사 조직인 미국 약전(U. S. Pharmacopeia)이 보조제를 검사하여 위에서 용해되는지 확인했다는 뜻이다. 알약 형태 영양소들의 흡수에 대한 연구는 많지 않지만, 위에서 용해된다면 아마 흡수도 잘될 것이다.

또, 하루에 필요한 영양가를 대체로 100퍼센트 함유한 보조제가 좋다. '강력한 효능' '스트레스 해소 전용' '실험실 승인' 등의 문구가 있는 제품에 돈을 쓸 필요가 없다. 보조제 산업은 규제가 허술해서 별다른 과학적 증거 없이도 그런 주장을 할 수 있기 때문이다. 그리고 잊지 말자. '식품이 먼저'다. 식품은 비타민과 미네랄을 비롯해 건강에 도움이 되는 물질들을 함유한다. 과일, 채소, 통곡물에는 암 등 수많은 만성 질환의 발생과 진행에 맞서 싸우는 데 도움이 되는 피토케미컬(phytochemical)이* 들었다.

*식물에서 자연적으로 만들어지는 모든 화학물질.

열세 가지 주요 비타민(A, B$_1$, B$_2$, B$_3$, B$_6$, B$_{12}$, 엽산, 바이오틴, 판토텐산염, C, D, E, K)의 경우, 흔한 멀티비타민 알약의 성분은 식품에 든 것과 동일할 수도, 그렇지 않을 수도 있다. 제약회사들은 이미 100년 전부터 각 비타민의 가장 유용하고 가장 안정적 형태를 골라내 비타민 알약으로 출시해왔다. 일부 예외가 있긴 하지만 비타민 알약은 식품에 든 비타민 유형과 똑같이, 또는 그보다 더 효율적으로 체내에서 이용되고 처리된다. 사실, 식품에 함유된 비타민 유형 중 일부(비타머)는 알약에 든 비타머(vitamer)들보다** 덜 활동적이고, 활성화 상태로 변환되는 것이 더 어렵다.

**비타민 작용을 나타내는 물질의 총칭.

한 가지 예외는 비타민 E다. 비타민 E의 천연 형태인 d-α-토코페롤은 합성 형태인 dl-α-토코페롤보다 2배 더 잘 흡수되고 이용된다. 또한 합성과 천연 베타카로틴(비타민 A 전구체), 비타민 D, 비타민 K의 이용에는 몇 가지 차이점이 있을 수 있다.

2-2 비타민 보충제가 건강을 증진한다

코코 볼랜타인

vita는 라틴어로 '생명'을 뜻하고, 비타민은 생명에 필수적이다. 세계보건기구(World Health Organization)는 비타민을 효소, 호르몬, 그 밖의 필수 화합물을 합성하기 위해 신체가 이용하는 '마법 지팡이'라고 부른다. 하지만 비타민은 무(無)에서 만들어지지 않기 때문에, 신체는 그들을 외부의 원천에서 가져와야 한다. 그 원천이란 대체로 식품이다. 그런데 많은 사람들이 건강을 위해 털어 넣는 알약도 동일한 혜택을 제공할 수 있을까?

인간이 생명을 유지하려면 13종의 비타민이 필요하다. 소량이면 충분하기에 '미량영양소'라고도 부르는 비타민은 두 범주로 묶을 수 있다. 지용성이고 과도하게 섭취하면 신체에 축적되는 것들(A, D, E, K)과 수용성이고 쉽게 배출되는 것들(C와 B)이다. 다량의 비타민 C와 리보플라빈(B₂)을 섭취한 적이 있는 사람들은 무슨 말인지 알 것이다(소변이 밝은 노란색이나 오렌지색이 된다).

비타민을 섭취하는 가장 좋은 방식은 비타민 알약이 아닌 음식을 통해서라고 예일 공공보건대학원 만성 질환 역학과 교수 수전 테일러 메인(Susan Taylor Mayne)은 말한다. 그녀는 보조제의 커다란 문제점이 비타민만 똑 떼어내어 제공하는 것이라고 말한다. 과일과 채소를 비롯해 식품에 함유된 비타민은 몇천 가지 피토케미컬, 달리 말해 식물영양소와 함께 섭취된다. 이들은 생명 유지에는 필수적이지 않지만 암과 심혈관계 질환, 알츠하이머병을 비롯한 만성 질환에서 우리를 지켜줄 수 있다. 당근과 토마토에 든 카로티노이드(carotinoid), 브로콜리와 양배추에 든 아이소싸이오사이아네이트(isothiocyanate), 콩과 코코아와 적포도주에 든 플라보노이드(flavonoid)는 몇 가지 예일 뿐이다.

이 모든 비타민과 피토케미컬 조합은 한 영양소만 단독으로 복용하는 것보다 훨씬 강력한 효과를 보이는 것 같다고 메인은 설명한다. 예를 들면 리코펜(lycopene : 토마토에 붉은 색조를 제공하는 카로티노이드)은 전립선암 위험을 낮춰주는 듯하다. 그리하여 많은 보조제 제조업체가 이 건강한 물질을 담은 알약을 만드는 데 뛰어들었다. 그러나 연구 결과에 따르면 보조식품 형태로 섭취된 리코펜은 토마토 혹은 토마토의 화학적 온전함을 어느 정도 보존한 파스타 소스, 케첩 등의 토마토 제품을 먹었을 때와 똑같이 이롭지는 않은 것 같았다.

이처럼 건강한 식단이 중요하다지만 반드시 보조식품을 먹어야 하는 경우도 있을까? 보스턴 하버드 공공보건대학원의 영양학-역학 교수 메이어 스탬퍼는 햇빛을 많이 쬐지 못하는 건강한 성인들에게 그 대신 멀티비타민을 섭취하고, 별도로 비타민 D도 섭취하라고 권한다. 그는 특정 비타민들에 한해서는, 의학협회의 영양권장량(RDA) 이상을 섭취하면 특정 만성 질환의 발병 위험을 낮출 수 있다고 말한다. 예를 들면 스탬퍼의 연구에서는 비타민 E 보충제를 몇 년간 섭취해온 남녀는 심장병 위험이 낮다는 결과가 나왔다. "몸에 이롭다는 증거는 미미합니다." 또한 하루에 200, 400, 심지어

600IU(international unit)까지* 섭취해도 "아무런 해가 없다는 확실한 근거가 있습니다"라고 스탬

*IU는 약리학에서 생체에 효력이 일어날 수 있는 양의 단위.

퍼는 단언한다(비타민 E의 영양권장량은 남녀 모두 22.5IU, 또는 15밀리그램이다).

　메인은 비타민 E 보충제가 모든 원인으로 인한 사망률을 증가시킨다는 최근의 메타분석 결과를 들어 이의를 제기한다. 그녀는 이 분석이 비타민 E 보충제가 해롭다는 것을 보여주는지 여부를 놓고 "논쟁할 수는 있지만 아무런 혜택도 입증된 바 없음이 분명합니다"라고 강조한다. 아마도 비타민 D는 예외라 해도, 하루 권장량 이상의 비타민을 복용할 필요는 전혀 없다고 메인은 주장한다. 사실, 특정한 미량영양소를 과도하게 복용하면 해롭다는 증거들이 늘어나고 있다.

　스탬퍼도 특정 비타민을 과용하면 해로울 가능성이 있음을 인정한다. "흔한 것들 중 활성형 비타민 A를 조심해야 합니다. 소량만 섭취해도 과다 복용이 되기 쉽기 때문입니다." 레티놀(retinol), 레티닐팔미테이트(retinyl palmitate), 레티닐 아세테이트(retinyl acetate)를 피하도록 유의하자. 이들은 1,000IU 이상 섭취하면 둔부골절과 특정한 선천적 결손증 위험을 높일 수 있다.

　그렇지만 비타민 보조제의 건강상 효과를 판가름하려면 무작위적 임상 시험이 필요하다는 데는 메인과 스탬퍼 모두 동의한다. 그리고 그런 보조제들이 매우 중요한 사람들이 있다. 많은 아프리카계 미국인들과 태양이 부족한 지역에 사는 사람들은 비타민 D 결핍이므로 보조제의 혜택을 볼 수 있다고 메인은 설명한다. 임신한 여성들뿐 아니라 장차 임신을 염두에 둔 여성들도 아

기의 심각한 선천적 결손증을 예방하기 위해 엽산 보조제를 복용해야 한다. 50세 이상의 사람들은 B₁₂ 보조제를 섭취하면 좋다고, 미국영양학회(American Dietetic Association) 대변인 로베르타 앤딩(Roberta Anding)은 말한다. 나이가 들면 이 비타민의 소화관 흡수율이 떨어지기 때문이다. 마지막으로, 하버드 공공보건대학원 영양학-역학 교수 와파이 파우지(Wafaie Fawzi)에 따르면 인체면역결핍바이러스(HIV) 양성 환자들은 면역력을 증진하고 병 진행 속도를 늦추기 위해 멀티비타민을 복용해야 한다.

역설적이게도, "가장 비타민 보조제를 복용할 가능성이 높은 사람들은 그것이 가장 필요 없는 사람들입니다." 메인의 말이다. 부유하고 건강에 관심이 많은 사람들은 누구보다 앞장서서 보조제를 털어 넣는다. 아무 도움이 되지 않고, 오히려 해로울 수 있는 행동이라고 그녀는 말한다. 앤딩도 동의한다. "식사를 잘 챙겨 먹고 있다면 아마 멀티비타민은 필요 없을 겁니다."

한편, 스스로가 비타민 보조제 이용자인 스탬퍼는 이렇게 지적한다. "만약 내가 틀렸다고 해도 몇 달러 허비했을 뿐이죠. 만약 옳다면, 내가 멀리하고 싶은 질병의 위험을 낮춘 거고요."

허브 보조식품 판매자들의
위험한 충고와 거짓 주장들

캐서린 하먼

수많은 연구에서 다양한 허브 보조식품이 건강상 이점이 있다는 주장의 허구
가 드러난다. 병을 고쳐준다는 은행(Gingko), 에키네시아(Echinacea),* 세인
트 존스 워트(Saint John's wort)는 모두 치유 효과
가 미미한 것으로 밝혀졌다.

*데이지 비슷하게 생긴 꽃으로 치유력과 면역력을 높인다고 알려졌다.

  2010년의 한 보고서는 이러한 것들을 비롯한
천연 보조식품에 2007년 한 해에만 미국인들이 148억 달러를 썼다고 전한
다. 그럼에도 미국 고객들의 구매는 주춤해질 기색이 없다.

  또한 미국회계감사원(Government Accountability Office, GAO)에서 최근 조
사한 바에 따르면 많은 보조식품 판매자들이 엉터리 주장을 철회하거나 심지
어 고객들에게 위험한 복용 방식을 권하는 일을 그만둔 것 같지도 않다. 판매
관행에 대한 표본을 얻기 위해, 회계감사원은 직원들이 온라인 상점에 전화를
걸어 보조식품을 단골로 이용하는 연로한 손님인 척하도록 했다.

  판매원들은 고객들에게 (알츠하이머병 예방이나 치료 등) 아무 과학적 증거도
없는 보조식품의 효과를 선전했을 뿐만 아니라 해로울 수도 있는 조언과 정
보를 내놓기도 했다(처방약 대신 마늘을 복용하라는 권유 등). 몰래 녹음한 통화
내용의 발췌분은 회계감사원 웹사이트에 게재되었다.

  회계감사원 소속 부정적발 감사 및 특별 조사팀(Forensic Audits and Special

Investigations) 팀장 그레고리 커츠(Gregory Kutz)가 미국 상원의 고령화 대비 특별위원회(Special Committee on Aging) 증언석에서 한 보고에 따르면 미국식품의약국(Food and Drug Administration, 이하 FDA)과 연방거래위원회(Federal Trade Commission), 두 부처 모두 그런 관행이 "부적절하며 위법 가능성이 있다"고 밝혔다.

마케팅과 판매원의 권고만이 해로운 건 아닌 듯하다. 허브 보조식품(FDA에서 약품이 아니라 식품으로 분류되어 시판 전 승인이나 검사가 필요 없는)에서 오염균과 불순물을 검출한 이전 연구에 이어, 회계감사원은 흔히 판매되는 병에 든 보조식품 40종을 실험실로 보내 검사하게 했다.

실험 결과 그러한 허브 보조식품 92퍼센트(알약, 캡슐, 그리고 식물 제품에서 추출했지만 비타민이 아닌 제품들을 포함한)가 소량이지만 검출 가능한 납 성분을 함유했고, 80퍼센트는 수은, 카드뮴, 비소 등 적어도 한 가지 이상의 오염물질을 함유했음이 밝혀졌다. 수치는 모두 0.05ppm 이하로 FDA와 미국환경보호국(U. S. Environmental Protection Agency, EPA)이 현재 규정한 유해 수치를 넘지 않았지만, 뉴욕장로교회병원/웨일코넬의학대학원 임상약리학과 과장 마커스 레이든버그(Marcus Reidenberg)는 이렇게 지적한다. "이런 중금속을 섭취해봤자 전혀 이로울 게 없습니다." 회계감사원 보고서는 "우리가 검출한 오염원들을 다량 섭취하면……, 발암률 증가 등 심각한 건강 문제를 야기할 수 있다"고 말한다.

보조식품 업체 협회 중 하나인 건강기능식품협회(Council for Responsible

Nutrition) 회장 스티브 미스터(Steve Mister)는 상원 청문회에서, 보조식품 업계가 보고서에서 제기된 우려를 무시하지 않는다고 증언했다. 그렇지만 그는 "보조식품을 섭취하는 미국 소비자 다수가 건강한 생활양식을 유지하고 개선하기 위해 안전한 고품질 제품을 이용한다"면서 "의약품, 전통식품, 의료 기기들과 화장품 업계(모두 FDA에서 규제한다)에도 사고와 악당은 존재한다"고 주장했다. 회계감사원의 결과에 대해서는 "고객들이 우려할 정도는" 아닌 것 같다고 《뉴욕타임스(The New York Times)》에 밝히기도 했다.

책임 있는 라벨

몇백만 미국인들은 삶의 질이 향상되리라는 굳은 믿음으로 계속해서 허브 보조식품들을 사들인다. 그렇지만 이런 보조식품에 무엇이 들어가고 어떤 신체 부위나 기능을 도와주는지에 대한 주장은 대체로 제조업체 마음대로다.

허브 보조제, 비타민, 효소를 포함한 모든 보조식품은 1994년의 건강 보조식품 및 교육법(Dietary Supplement Health and Education Act)이라는 법령하에 FDA 규제를 받는데, 이에 따르면 보조식품이 안전한지 확인하는 것은(그리고 소비자 권장 복용량을 정하는 것은) 고스란히 업체 몫이다. 또한 그 법령은 보조식품이 주는 건강상 이점에 관한 주장이 진짜인지 입증할 책임 역시 고스란히 업체에 떠넘긴다. FDA 웹사이트에 명시된 바에 따르면, 보조식품 제조업체들은 안전과 효능에 대한 결론을 이끌어낸 과정에 대한 그 어떤 정보도 정부에 제공할 의무가 없다.

다른 식품들과 마찬가지로, FDA는 제품에 대한 정기 감시와 제조 공정에 대한 검사를 수행하지만, 보조식품이 상점 진열대에 오르기 전에 그 재료가 포장에 적힌 것과 일치하는지, 또는 그 재료(포장에 적혔든 그렇지 않든)의 수치가 안전한지 확인하는 검사는 하지 않는다. 그리고 앞서의 보고서에 따르면 어떤 제품의 유해성이 밝혀질 경우, 시장에서 회수하기 전에 "그 보조식품이 심각하거나 과도한 위험을 제기하는지 입증하는 것은" FDA 책임이다.

보조식품 제조사들은 제품이 특정 증상을 고치거나 치유하거나 예방한다는 주장을 띠지 홍보 문구에 넣을 수 없다. 그러면 약품이 되기 때문이다. 그 대신, 웨스트 로스앤젤레스 보훈의료센터(West Los Angeles Veterans Affairs Healthcare Center)의 내과전문의이자 서던캘리포니아 랜드 코퍼레이션 산하 근거중심진료센터(Southern California Evidence-Based Practice Center) 소장 폴 세켈레(Paul Shekelle)에 따르면, 보조식품 띠지에서는 "소화를 돕는다" "심장 건강을 개선한다" "뇌 기능을 끌어올린다" 등 전반적 "신체 기능 향상"을 주장한다. 이런 주장에는 반드시 FDA 표준 경고문("이 내용은 FDA의 평가를 받지 않았으며, 어떤 질병에 대해서도 진단, 관리, 치유나 예방을 목적으로 한 것이 아님")이 별표와 함께 따라붙어야 한다. 그럼에도 사람들이 올바른 메시지를 전달받지 못할 때가 종종 있다고 세켈레는 말한다.

"고객들은 혼란을 느낄 수 있습니다." 그는, 신체 기능에 관한 진술("뇌 기능을 끌어올린다" 등)을 자신이 얻고자 하는 구체적 치료 효과("알츠하이머병을 예방한다" 등)와 구분하는 데 필요한 정보가 고객들에게 부족할 때가 많다고 지적한다. 그리고 판매원이 끼어들어 고객 대신 해석하려고 들면 메시지는 더한 층 뒤죽박죽이 되고 만다.

FDA는 보조식품의 포장에 적힌 내용을 관리하는 책임을 맡고, 연방거래위원회는 거짓 광고를 감시하는 역할을 하지만, 제품을 판매하고 고객과 실제로 대화를 나눌 수 있는 판매원들을 지켜보는 눈은 거의 없다.

판매 전화

이런 보조식품이 어떻게 고객에게 판매되는지를 확인하기 위해, 회계감사원은 2009년과 2010년에 22군데 상점과 보조식품 우편판매 업체들에 고객으로 위장한 직원들을 파견해 질문을 하게 했다. 회계감사원에서는 갈수록 보조식품을 더 많이 섭취하는 것으로 드러난 65세 이상 고객에게 초점을 맞추었는데, 그들 중 85퍼센트는 적어도 1년에 한 가지 처방약을 복용했다(의약품은 보조식품과 상호작용할 가능성이 있다). 예를 들면 더러 우울증 치료제로 광고되는 세인트 존스 워트는 처방된 항우울제의 효과를 떨어뜨리는 것으로 입증되었다. 보고서에 따르면 암과 관련된 일부 약물, HIV 치료제와 항응혈제도 마찬가지였다.

"나이 드신 분들은 아스피린과 함께 은행을 섭취해야 할까요?" "인삼이 항암 효과가 있나요?" "혈압 의약품 대신 마늘 보조식품을 섭취해도 괜찮을까요?" 회계감사원의 조사에서, 보조식품 판매원들은 우렁차게 "Yes"라고 외쳤다. 그렇지만 미국국립보건원(National Institutes of Health)은 우렁차게 "No"라고 외친다. 은행과 아스피린을 함께 복용하면 내출혈 위험이 높아질 수 있다. 인삼은 어떤 병에도 치료 효과가 입증된 바 없으며, 특히 유방암과 자궁암 환자들은 인삼을 먹어서는 안 된다고 미국국립보건원은 밝힌다. 마늘이 고혈압을 크게 완화한다는 증거는 나오지 않았다. 보조식품의 목적은 의약품의 대체가 아니다.

보조식품 판매원들의 주장은 '분명히 사기'라고, 레이든버그는 말한다.

미스터는 업계를 대표해서 "고객에게 보조식품을 판매할 때 거짓되거나 오해를 유발하는 진술을 하는 것은 여러 주의 고객 보호, 사기 금지, 불공정 경쟁 관련 법령에 대한 위반"이라고 증언했다. 또한 "회계감사원이 조사한 소매업체들이 자신들이 하는 일이 법령 위반임을 인지했는지" 잘 모르겠다고도 덧붙였다.

레이든버그는 직원이 일부러 부정확한 정보를 전달하려 하진 않았을 수 있다고 지적한다. "이런 판매원들이 진정 어떻게 믿는지는 알 수 없습니다." 만약 판매원이 보조식품 겉포장을 읽으며 FDA 경고문에 주의를 기울이지 않았다면, 아마도 그 제품의 이점이라고 적힌 사항, 예를 들면 "심장 건강을 개선합니다" 등의 말을, 실제로 심혈관계 질환을 예방하거나 치유한다는 뜻으로 해석할 수도 있다.

판매자들의 설득 여하와 상관없이 일부 고객들은 "아무 의심도 품지 않고 그런 말을 믿습니다"라고 레이든버그는 말한다. 그렇지만 그는, 한 개인이 섭취하는 처방약과 보조식품 양이 증가하면, 결국 고객들은 엄청난 양의 알약을 삼키는 데 거부감을 가지게 되리라 우려한다. 어떤 알약이든(플라세보라도) 다량으로 삼키면 소화 문제를 유발한다는 단서가 있기 때문이다. "만약 누군가 먹어야 하는 약품의 알약이 8개고, 보조식품의 알약이 12개라면, 컨디션이 좋지 않을 때 어느 쪽을 복용하지 않을까요?"

아울러 이런 보조식품 다수에는 고객들과 일부 의사 역시 잘 모르거나, 일부러 찾아보아야만 하는 부작용도 있다. 다행히 이에 대해 점차 인식하는 경향이라고 세켈레는 말한다. 15년 전과는 달리, 그의 병원에서는 수술을 앞둔 사람에게 은행을 섭취하지 않는지 정기적으로 묻는다. "은행이 출혈 시간을 지연시키기 때문입니다"라고 세켈레는 말한다.

세켈레는, 고객들이 효과가 미심쩍은 제품에 돈을 낭비한다는 사실보다는 이러한 물질을 섭취함으로써 건강에 해롭지는 않을지 심각하게 우려한다.

오염된 제품들

이런 보조식품들의 띠지에 적힌 문구가 소비자들(또는 고객들)을 현혹하지만 그보다 더 해로운 것은 띠지에 적히지 않는다.

회계감사원 조사에서 검사한 허브 보조식품 40종 중에서 37종은 검출 가능한 해로운 화학물질을 적어도 한 가지 함유했다. 이러한 중금속 수치는《미국의학저널》에 발표된 2004년 연구 결과에 비하면 낮은 편이다. 앞서 검사된 허브 보조식품 20퍼센트에서 위험 수치 중금속이 검출되었다. 연구의 저자들은 "모든 수입 보조식품의 중금속 독성물질 함량에 관한 검사 의무화"를 요청했지만, FDA는 이전에 보조식품에 사용된 적이 없는 모든 "새로운 식이 재료"를 함유한 제품에 대해서만 시판 전 평가를 요구했다.

그러나 위험도는 한 사람이 어떤 보조식품을 얼마나 많이 섭취하느냐에 달렸다고 레이든버그는 지적한다. 그의 말에 따르면 "다다익선이며, 소량이 좋으면 다량은 아주 좋을 게 틀림없다"고 생각하는 사람들이 있으므로 "총 복용량은 기대한 것보다 많을" 수 있다.

또한 그 실험에서 보조식품의 살충제 함량을 검사하자 40종 중 18종이 적어도 한 가지 성분을 소량 함유했음이 적발되었다. 환경보호국은 다양한 살충제의 한계치를 정해놓았지만, 한계치가 규정될 만큼 충분히 평가되지 않았다면 아무리 미량의 살충제도 과량으로 보아야 한다. 그리하여 보고서에 따르면 결과적으로, 보조식품 중 16종이 살충제 허용 수치를 넘어섰고, 살충제 잔여물 중 네 가지는 미국에서 사용이 승인되지 않은 살충제 성분을 함유했다.

비록 회계감사원 분석에서는 그 밖의 허브나 화합물 등의 재료는 검사하지 않았지만, 스테로이드에서 활성화제까지 다양한 것들이 허브 보조식품에서 검출되었음을 분석한 결과도 있다고 세켈레는 지적한다.

그는 말한다. "이는 보조식품이 안전하다는 추정으로 돌아가게 합니다." 보조식품은 식품이며, FDA에서 유해성을 입증하지 않는 한 안전하다고 간주된다. 그는 이렇게 덧붙인다. "나는 우리에게 무엇이 '안전한'지에 관한 보편적 정의가 없다고 생각합니다." 물부터 자신이 환자들에게 처방하는 약물에 이르기까지, 무엇이든 위험할 가능성이 있다고 그는 서둘러 부연했다. "나도 항상 위험성이 있는 것들을 처방하지만, 이로울 가능성이 해로울 가능성을 훨씬 넘어서기에 복용할 가치가 있다고 생각할 때만 그렇게 합니다."

세켈레는 묻는다. "아무리 오염물질 수치가 낮다 해도, 소비자에게 계속 복용을 권하는 것이 합리적이려면 어느 정도 위험성이면 될까요?" 그리고 특히 효능 기록이 보잘것없는 허브 보조식품 영역에서 "입증된 혜택이 전혀 없다면, 어떤 위험도 있어서는 안 됩니다"라고 강조한다.

안전을 보조하다

오염물질들과 미심쩍은 마케팅 관행은 최근 몇 년간 이 문제를 추적해온 사람들에게는 분명 새로운 이야기가 아니다. "이러한 예들이 문서에 등장한 지 좀 됐습니다." 레이든버그는 말한다.

회계감사원 보고서는 이 이슈에 새로운 권위를 부여한다. 보고서는 식품 안전성 법안 처리를 앞두고 예정된 상원 공청회 몇 주 전에 발표되었다. 공청회에서 이러한 제품의 규제에 관한 논의가 제기되고, 보조식품 산업은 규제 신설에 저항할 모양새다. 미스터는 증언석에서 보조식품 협회들이 회원사에 대한 검사와 규제 개선에 노력해왔다면서 그러한 규제가 "부담스럽다"고 말한 바 있다. "보조식품 제조업체들이 최고 품질의 제품을 생산하기 위한 유인이 어느 때보다도 충분합니다. 그렇게 하지 않았을 경우 실질적 징벌 조항이 있습니다."

보조식품 제조업체들의 미심쩍은 마케팅 관행이나 해로운 함유물에 관한 이 보고서나 이전의 보고서들을 모두가 관행으로 받아들이는 것은 아니다. "안전하다고 여겨지는, 그리고 건강상 이점이 희박하거나 입증되지 않은 제품을 규제하는 법이 있어야 한다고 저는 생각합니다." 세켈레는 건강상 주장을 뒷받침할 확고한 근거는 얼마든지 환영하겠다고 말한다. 그는 고립된 세포를 대상으로 고립된 화합물을 테스트하는 시험관 속 분석에 만족하지 않는다. 그는 말한다. "예를 들어 마늘이 고혈압에 이롭다는 주장을 펼치고 싶다면, 마늘이 고혈압에 이롭다는 것을 보여주는 인체 연구를 하는 편이 좋을 겁니다."

2-4 항산화물질이라는 신화

멜린다 웨너 모이어

2006년 데이비드 젬스(David Gems)의 인생은 벌레 떼 한 무리가 죽어야 할 때를 넘기고 계속 살아남은 사건 때문에 뒤집히고 말았다. 유니버시티칼리지런던 산하 소속 건강한 노화 연구소(Institute of Healthy Aging) 부소장 젬스의 정규 업무는 노화의 생물학을 연구하는 데 흔히 이용되는 예쁜꼬마선충(*Caenorhabditis elegans*)을 이용한 실험이었다. 그리고 이 특정한 실험에서 그는 산화(酸化)에 의한 세포 손상 축적(유리기 등 반응성 높은 화합물들이 한 분자의 전자들을 화학적으로 제거하는 과정)이 노화의 주된 메커니즘이라는 생각을 검증하고 있었다. 이 이론에 따르면, 산화라는 무자비한 과정은 시간이 갈수록 점점 더 많은 지질, 단백질, DNA 조각들과 세포의 핵심 부품들을 난도질해서, 결국 조직과 기관이 쇠퇴하게 만들고 급기야는 전체 신체의 기능을 쇠퇴시킨다.

젬스는 선충들의 유전자를 조작해서, 유리기의 활성화를 막아줌으로써 자연적 항산화물질 역할을 하는 특정 효소들의 생산을 중단시켰다. 항산화물질이 사라지자 확실히 유리기 수치가 치솟으면서, 선충의 전신에 걸쳐 손상을 유발할 수 있는 산화 반응이 촉발되었다.

그러나 기대와 달리, 돌연변이 선충들은 일찍 죽지 않았다. 대신 보통 선충들과 똑같이 오래 살았다. 젬스는 어리둥절했다. "저는 이렇게 말했죠, '앗, 이건 아니잖아. 확실히 뭔가 잘못된 거야.'" 젬스는 실험실에 있는 연구자에게 결과를 확인해주고, 다시 실험을 해달라고 부탁했다. 아무것도 달라지지 않았다. 실험용 선충들은 특정한 항산화물질들을 생산하지 않았고 예측대로 유리기들을 축적했지만, 조기에 사망하지 않았다. 심각한 산화 손상을 겪기는 했다.

또 다른 과학자들도 실험실 동물들에게서 이와 비슷한 당혹스러운 결과를 발견했다. 텍사스대학교 샌안토니오캠퍼스의 건강과학연구소 산하 기관인 바숍 수명과 노화 연구소(Barshop Institute for Longevity and Aging Studies) 알란 리처드슨(Arlan Richardson)은 생쥐 18종의 유전자를 조작했다. 일부는 보통 쥐들보다 특정 항산화 효소를 많이 혹은 적게 생산했다. 만약 유리기 생산과 이에 따른 산화가 초래한 손상이 노화의 원인이라면, 항산화 효소가 많은 생쥐들이 그렇지 않은 생쥐들보다 더 오래 살아야 했다. 그러나 리처드슨은 말한다. "그 빌어먹을 수명 곡선을 들여다보았지만, 생쥐들 사이에는 단 1인치 차이도 없었어요." 그는 2001~2009년에 내놓은 일련의 논문에 갈수록 이해하기 어려운 그 결과를 발표했다.

한편 리처드슨과 같은 층 몇 칸 건너 실험실에서는 생리학자 로셸 버펜슈타인(Rochelle Buffenstein)이 벌거숭이두더지쥐(naked mole rat)를 연구했다. 버펜슈타인은 설치류 중 가장 수명이 긴 벌거숭이두더지쥐가 25년에서 최장 30년(크기가 비슷한 다른 종류의 생쥐에 비하면 약 8배에 이르는 수명이었다)까지 살 수 있는 이유가 무엇인지 11년째 궁리 중이었다. 버펜슈타인의 실험 결과, 벌거숭이두더지쥐는 다른 생쥐보다 자연적 항산화제 수치가 낮았고, 다른 설치류보다 어린 나이에 조직에 축적된 산화 손상이 더 많았다. 역설적이게도 실제로 벌거숭이두더지쥐는 아주 늙은 나이로 죽을 때까지 병에 걸리지 않는다.

산화 손상이 노화를 축적한다는 해묵은 이론을 지지해온 사람들에게 이러한 발견은 이단 그 자체로 여겨졌다. 그러나 이는 날이 갈수록 예외에서 일반 법칙으로 변해갔다. 지난 10년, 동안 유리기를 비롯한 반응성 분자들이 노화를 촉진하는 것이 아니라 노화에 직접 맞선다는 것을 더욱 확실히 입증하기 위해 더 많은 실험이 설계되었다. 더욱이 특정한 양과 상황에서는 어쩌면 이런 고에너지 분자들은 해롭게 작용한다기보다 신체의 최상 컨디션을 유지하는 고유한 방어 기전에 방아쇠를 당기는 유용하고 건강한 역할을 하는 듯하다. 이런 생각들은 미래의 노화 방지에 도움이 될 방법이 등장할 강력한 가능성을 보여줄뿐더러, 항산화 비타민을 잔뜩 털어 넣는 식의 흔한 건강 상식에 의문을 제기하기도 한다. 만약 산화 손상 이론이 틀렸다면, 노화는 연구자들이 생각한 것보다 더 복잡해진다. 결국에는 건강한 노화가 어떤 모습인가에 관한 이해 자체를 분자 수준에서 재점검해야 할 수도 있다.

"그간 노화 연구라는 분야의 기준이 되었던 패러다임과 노화에 대한 개념 자체에 어쩌면 아무 근거가 없었을 수도 있습니다." 젬스는 말한다. "다른 이론들도 살펴보면서, 근본적으로 생물학을 완전히 다르게 볼 것인지 고민해야 할지도 모릅니다."

유리기 이론의 탄생

노화의 원인을 산화 손상, 또는 유리기로 설명하는 이론의 기원은 1945년 12월에 운명의 부름을 받은 데넘 하먼(Denham Harman)의 이야기로 거슬러 올라간다. 아내 헬런이 《레이디스 홈 저널(Ladies' Home Journal)》이라는 잡지를 집으로 가져와, 노화의 잠재적 원인에 관한 기사를 하먼에게 보여주었다. 하먼은 그 기사에 매혹되었다.

당시 29세의 화학자였던 하먼은 셸오일사(Shell Oil) 연구 부서인 셸디벨롭먼트(Shell Development)에서 근무했고 이 문제를 곰곰이 생각할 시간이 많지 않았다. 하지만 그로부터 9년 후 의과대학원을 졸업하고 수련을 마친 그는 캘리포니아대학교 버클리캠퍼스에서 연구 조교로 일하면서 노화의 과학을 한층 진지하게 숙고했다. 그리고 어느 날 아침 사무실에 앉아 있는데 계시처럼 한 가지 생각이 떠올랐다. 틀림없이 유리기가 노화를 유도할 것이다. "청천벽력처럼이라는 말이 있죠." 그는 2003년 인터뷰에서 회고했다.

비록 유리기가 한 번도 노화에 연루된 적이 없었지만, 하먼이 보기에는 충분히 합리적인 혐의가 있었다. 그중 하나로, 하먼은 엑스레이나 방사성 폭탄의 (치명적일 수 있는) 전리방사선이* 체내 유리기 생산에 불을 붙일 수 있음을 알았다. 당시, 항산화제가 풍부한 식단이 방사능의 악영향을 완화한다는 결과를 내놓은 연구들이 있었다. 이는 그러한 악영향의 원인이 유

*일반적으로 방사선이라고 부르며, 물질에 작용하여 직간접으로 전리(電離)를 일으키는 성질이 있다. 방사선이 물질을 통과하면서 물질을 구성하고 있는 원자의 궤도 전자를 밖으로 튀겨내는 현상을 전리라고 한다.

리기일 수 있음을 뜻했다. 그 생각은 옳았다. 게다가 유리기는 호흡과 신진대사의 정상적 부산물로 시간이 지나면 신체에 축적된다. 하먼은 세포 손상과 유리기 수치는 모두 노화와 더불어 증가하므로, 아마도 유리기가 노화의 원인인 손상을 야기했으리라 생각했다. 그리고 항산화제가 그 손상을 완화해주리라 추측했다.

하먼은 가설 검증에 들어갔다. 그는 초기 실험에서 생쥐에게 항산화물질을 먹이면 수명을 연장할 수 있음을 보여주었다. (그러나 고농도 항산화물질은 악영향을 미쳤다.) 곧 다른 과학자들 역시 그 가설을 검증했다. 1969년, 듀크대학교 연구자들은 처음으로 신체에서 생산되는 항산화 효소(수퍼옥시드 디스무타아제superoxide dismutase, 이하 SOD)를 발견했으며, 그것이 유리기 축적의 해로운 효과에 맞서기 위해 진화했으리라 추정했다. 이런 새로운 데이터들이 나타나면서 대다수 생물학자들은 그런 생각을 받아들이기 시작했다. "노화 연구자들에게 유리기 이론은 공기나 다름없어요." 젬스는 말한다. "어디에나 존재하고, 모든 교과서에 실리죠. 모든 논문이 직간접적으로 그것을 언급하는 것 같아요."

그러나 시간이 흐를수록 과학자들은 하먼의 실험 결과들 중 일부를 복제하는 데 어려움을 겪게 되었다. 1970년대에 리처드슨은 "동물들에게 항산화물질을 먹이면 실제로 수명에 영향을 미친다는 것을 확실히 보여준 연구 결과는 전혀 없었습니다"라고 말한다. 그는 아마 (여러 과학자들이 해온) 실험들이 서로 충돌한 이유가, 그저 제대로 된 통제가 없었기 때문일 거라고 가정했다.

어쩌면 동물들이 섭취한 항산화물질을 흡수하지 못해서 혈중 유리기의 전반적 수치가 변하지 않았는지도 모른다. 그러나 1990년대가 되자 유전학의 발전 덕분에 과학자들은 더한층 정확한 방식으로 항산화물질의 효과를 검증할수 있게 되었다. 즉 직접 게놈(genome)을 조작함으로써 동물이 생산하는 항산화 효소의 양을 변화시킬 수 있었다. 유전적으로 조작된 생쥐를 이용한 리처드슨의 실험들은, 생쥐의 신체를 순환하는 유리기 분자의 수치(따라서 그들이 견디는 산화 손상의 정도)가 생쥐의 수명과 아무런 관련이 없음을 몇 번이고 반복해서 보여주었다.

최근, 맥길대학교 생물학자 지크프리드 헤키미(Siegfried Hekimi)는 초산화물(superoxide)이라고 알려진 특정 유리기를 과잉 생산하는 선충을 배양했다. "저는 그 선충들을 통해 산화 스트레스가 노화를 야기한다는 이론을 입증하리라 생각했습니다." 헤키미는 선충들이 조기 사망할 것으로 예측했다고 말한다. 그러나 그는 조작된 선충들의 산화 손상 수치가 높아지지 않았을 뿐더러 오히려 정상 선충보다 평균 32퍼센트 더 '오래' 사는 결과를 얻었고, 2010년 《PLOS 바이올로지(PLOS Biology)》에 그 결과를 논문으로 발표했다. 그러나 이렇게 유전적으로 조작된 선충들에 항산화 비타민 C를 처방하자 수명 증가 효과가 사라졌다. 헤키미는 초산화물이 선충에게 파괴 분자가 아니라, 세포 손상 보수에 참여하는 유전자를 발현시켜 신체 보호 신호의 역할을 한다고 추론했다.

헤키미는 후속 실험에서, 동식물 모두에게서 유리기 생산을 유발하는 일반

제초제를 희석한 용액에 처음 태어난 정상 선충을 노출했다. 앞서의 2010년 논문에 실린 그 결과는 직관에 어긋났다. 독극물에 목욕한 선충들은 그렇지 않은 선충들보다 58퍼센트 더 오래 살았다. 선충에게 다시금 항산화물질을 먹이자 독성의 이로운 효과는 사라졌다. 마침내 2012년 4월, 헤키미와 동료 연구자들은 SOD 효소를 만드는 다섯 유전자 모두를 선충에게서 파괴하거나 비활성화해도 실제로 선충의 수명에 아무런 영향도 미치지 않는다는 결과를 보여주었다.

이런 발견들이 유리기 이론이 완전히 틀렸음을 뜻하는가? 캘리포니아 노바토의 버크노화연구소(Buck Institute for Research on Aging) 소속 생물화학자 사이먼 멜로프(Simon Melov)는 그 문제가 그렇게 단순할 리 없다고 믿는다. 어쩌면 유리기는 어떤 상황에서는 이롭고 어떤 상황에서는 해로울지도 모른다. 다량의 산화 손상이 암과 기관 손상을 야기한다는 것은 논쟁의 여지가 없는 사실로 입증되었고, 산화 손상이 심장병 등 일부 만성 질환의 발달에 관여한다는 것을 짐작케 하는 증거도 많다. 게다가, 워싱턴대학교 연구자들은 생쥐들을 유전적으로 조작해 카탈라아제(catalase)라는 항산화물질 수치를 높이면 수명이 늘어난다는 것을 보여주었다. 그러나 산화 손상 같은 어떤 요인이 특정한 경우에 노화에 기여한다는 단언은 "그것이 노화의 원인이라고 말하는 것과는 매우 다른 이야기입니다"라고 멜로프는 지적한다. 그는 노화가 단일한 원인과 단일한 치유법이 있는 단일한 독립체라면 간단한 문제일 수 있으나 그건 희망 사항일 뿐이라고 생각한다.

유리기에 대한 관점 바꾸기

유리기가 노화 동안 축적되지만 반드시 노화를 야기하지는 않는다고 가정하면, 그것은 실제로 어떤 영향을 미칠까? 현재까지 그 질문에 대한 답은 확정적 데이터보다는 주로 추론을 근거로 한다.

"그들은 실제로 방어 기전의 일부입니다"라고 헤키미는 주장한다. 유리기는 때로 세포 손상의 반응으로 생산될지도 모른다. 이를테면 신체 자신의 보수 메커니즘에 신호를 보내는 방식이다. 이 시나리오에서 유리기는 노화와 관련된 손상의 결과이지 원인이 아니다. 그러나 헤키미는 대량의 유리기는 손상을 초래할 수도 있다고 생각한다.

사소한 손상이 신체로 하여금 더 큰 손상을 버티게 해준다는 일반적 생각은 새롭지 않다. 실제로 근육이 꾸준한 압박 증가에 반응하며 강해지는 방식 역시 그와 동일하다. 가끔씩만 운동하는 많은 사람들은 일주일 내내 사무실에만 앉아 있던 신체를 갑자기 혹사하면 장딴지와 오금의 당김을 비롯한 심각한 부상 위험이 있음을 몸을 통한 경험으로 안다.

2002년 콜로라도대학교 볼더캠퍼스의 연구자들은 선충을 열이나 화학물질에 노출해 유리기의 생산을 유도하는 실험으로 환경적 압박이 선충의 능력을 끌어올려 나중에 더 큰 상해를 견디게 해주었음을 입증했다. 그 개입은 또한 선충의 기대 수명을 20퍼센트 증가시켰다. 그러나 이런 개입들이 전반적인 산화 손상 정도에 어떻게 영향을 미쳤는지는 명확하지 않다. 연구자들이 이런 변화들을 측정하지는 않았기 때문이다. 2010년, 캘리포니아대학교 샌프란시스코캠퍼스와 한국 포항공과대학교 연구자들은 《커런트 바이올로지(Current Biology)》에서, 일부 유리기들이 HIF-1을 발현한다고 보고했다. HIF-1은 그 자신이 유전자이면서 세포 보수와 관련된 수많은 유전자들을 활성화하는 역할도 한다. 그 유전자들 중에는 돌연변이 DNA를 보수하는 것들도 있다.

유리기는 또한 왜 운동이 이로운가를 설명하는 데 도움이 될지 모른다. 연구자들은 유리기 생산을 운동의 단점으로 여겼다. 그러나 2009년 《미국국립과학원회보(Proceedings of the National Academy of Sciences USA)》에 발표된 연구에서, 독일 프리드리히 실러 예나대학교의 영양학과 교수 미카엘 리스토우(Michael Ristow)와 동료들은 항산화물질을 복용하면서 운동한 사람들과 복용하지 않고 운동한 사람들의 생리학적 프로파일을 비교했다. 리처드슨의 생쥐 실험 때와 마찬가지로, 리스토우는 비타민을 복용하지 않고 운동한 사람들이 복용하고 운동한 사람들보다 더 건강하다는 사실을 발견했다. 무엇보다도 보조제를 복용하지 않은 운동자들은 제2형 당뇨병 발병 신호를 적게 나타냈다. 텍사스 사우스웨스턴의과대학원 미생물학자 베스 레빈(Beth Levine)의 연구는 운동이 또한 자가소화작용(autophagy)이라는, 세포들이 단백질과 그 외 아세포 조각들의 마모된 부분들을 재활용하는 생물학적 과정을 가속화한다는 사실을 보여주었다. 낡은 분자들을 소화하고 해체하는 데 사용된 도구는 바로 유리기였다. 그러나 레빈의 연구 결과를, 자가소화작용이 유리기의 전반적 수치를 낮췄다는 식으로 해석할 수도 있기 때문에 문제는 그리 단순하지 않다. 어쩌면 유리기는 세포의 각기 다른 부분에 다양한 유형과 정도로 존재하면서, 상황에 따라 여러 가지 역할을 할지도 모른다.

항산화라는 신화

유리기가 늘 나쁘지만은 않다면, 해독제인 항산화물질 역시 늘 좋지만은 않을수 있다. 전체 미국인 52퍼센트가 비타민 E와 베타카로틴 같은 멀티비타민보조제 형태로 항산화물질을 매일 상당량 복용한다는 사실을 생각해보면 이는 걱정거리가 될 수 있다. 2007년《미국의학저널》은 항산화 보조제가 사망위험을 줄여주지 않는다는 결론을 제시한 체계적 임상 연구 결과 68건을 발표했다. 편향적일 가능성이 가장 적은 실험들(예를 들면 참가자들이 무작위로 연구에 배정되었으며 연구자도, 참가자도 누가 어떤 알약을 받는지 몰랐던)만 검토한 저자들은 특정한 항산화물질과 사망 위험 증가의 관련성을 발견했다. 증가율이최고 16퍼센트에 이른 경우도 있었다.

미국심장협회와 미국당뇨병협회(American Diabetes Association, ADA)를 포함한 미국의 일부 단체들은 이제 비타민 결핍 진단을 받은 경우가 아니라면항산화 보조제를 섭취하지 말라고 충고한다. "문헌 연구는 이런 보조제가 (특히 다량으로 복용할 때) 반드시 기대한 이로운 효과를 내지는 않는다는 증거를갈수록 더 많이 내놓습니다." 국립암연구소(National Cancer Institute) 영양학-역학 분과 주임 연구원 드미트리어스 알바니스(Demetrius Albanes)는 말한다.그 대신 "갈수록 부작용의 가능성이 눈에 띕니다."

그러나 앞으로 더 많은 증거가 나오지 않는다면 사람들이 당장 항산화물질에 완전히 등을 돌리거나 대다수 노화 연구자들이 유리기가 이롭다는 생각을 진정으로 마음 편히 받아들일 것 같지는 않다. 하지만 노화가 거의 60년 전 하면이 상상한 것보다 훨씬 복잡하고 뒤엉킨 과정임을 암시하는 증거들은 서서히 쌓여간다. 거기에 동조하는 젬스는 새로운 이론, 즉 노화가 성장과 재생산에 관련된 특정 생물학적 과정들의 지나친 활동성에서 유래한다는 이론을 이러한 증거들이 뒷받침한다고 믿는다. 그러나 과학자들이 어떤 발상(또는 발상들)을 받아들이든 진보는 이루어진다. "끊임없이 사실들을 파헤치는 과학자들은 그 분야를 약간은 낯설지만 더욱 현실적으로 바꾸어놓습니다." 젬스는 말한다. "그것은 이 분야에 놀랍도록 신선한 숨을 불어넣습니다."

돌연변이 선충들이 준 통찰

일부 유리기는 (세포 손상을 촉발하는 산화 화학 반응들을 통해) 노화를 유발하는 것이 아니라, 어쩌면 이로울지도 모른다. 지크프리드 헤키미와 웬 양(Wen Yang)의 연구는 특정한 수의 유리기가 유기체의 내적 보수 기전의 활동을 자극할 가능성을 뒷받침한다. 2010년에 발표된 선충 실험에서, 연구자들은 일군의 선충을 유전적으로 조작해 높은 수위의 유리기를 생산하도록 만들었다. 그 돌연변이 선충들은 일반 선충들보다 더 오래 살아서 연구자들을 놀라게 했다. 그러나 연구자들이 항산화물질을 먹이자 장수 효과는 사라졌다.

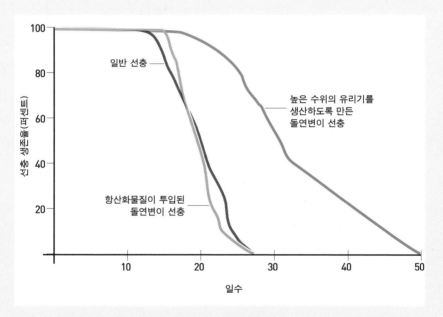

출처 : "A Mitochondrial Superoxide Signal Triggers Increased Longevity in Caenorhabditis elegans," By Wen Yang and Siegfried Hekimi, in *PLoS Biology*, Vol. 8, No. 12 ; December 2010.

3

비만이라는 유행병

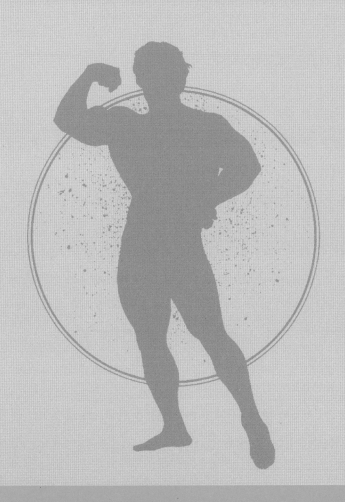

3-1 뚱뚱한 세계 : 비만이 기아보다 심각한 세계 문제다

스티브 머스키

편집자 스티브 머스키는 개발도상국에서도 점차 증가하는 비만 문제와 관련해 노스캐롤라이나대학교 채플힐캠퍼스의 영양학-역학과 교수 배리 팝킨과 대담했다. 다음은 그 녹취록이다.

팝킨 지금 전 세계 사람들은 10년이나 20년 전만 해도 상상도 못 했을 정도로 많은 포화지방산과 육류의 고체 지방 및 유제품을 섭취합니다. 그리고 이러한 추세는 증가 일로에 있습니다.

스티브 지금 이분은 《사이언티픽 아메리칸》 2007년 9월호에 '세계는 뚱뚱하다'라는 기사를 기고하신 노스캐롤라이나대학교 채플힐캠퍼스의 영양학-역학과 베리 팝킨 교수님입니다. 학제 간 비만 연구소(Interdisciplinary Center for Obesity) 소장이기도 합니다. 교수님의 연구는 미국·중국·브라질·필리핀제도와 그 외 국가들의 식단과 활동의 변화에 초점을 맞춥니다. 채플힐에 있는 자택으로 팝킨 교수님을 찾아뵈었습니다.

스티브 안녕하세요, 팝킨 교수님. 오늘 기분이 어떠신가요?

팝킨 아주 좋습니다!

스티브 이 기사와 주제, '세계는 뚱뚱하다'에 관해 말씀해주시죠. 돌아다녀 보면 확실히 미국이 뚱뚱한 건 사실이지만, 지금은 전 세계가 마찬가지인 것 같습니다. 교수님 기사의 시작 부분에 놀라운 이야기가 나오는데, "지금 세계에는 굶주리는 사람보다 비만인 사람이 더 많다. 뿐만 아니라 실제로 개발도상국에서도 굶주리는 사람보다 비만인 사람이 더 많다"라는 부분이죠. 저는 그 부분을 읽고 정말 놀랐습니다.

팝킨 그렇습니다! 지난 20년간 개발도상국에서 실제로 그런 현상을 목격해왔습니다. 방대한 부문의 기하급수적 변화로 인해 사람들은 전보다 덜 움직이는 반면 훨씬 더 많이 먹게 되었고, 그 결과 과체중과 비만이 전례 없이 증가했습니다.

스티브 덜 움직인다고 하셨는데, 실제로 덜 걷거나 자전거를 덜 탄다는 말씀인가요?

팝킨 덜 걷고, 운동을 덜 하고, 더 많이 앉아 있지요.

스티브 그리고 전 세계적 수치를 보면 참으로 놀랍습니다. 이 기사에 따르면, 과체중인 사람이 13억 명인 데 비해 체중 미달인 사람은 8억 명입니다.

팝킨 맞습니다. 그리고 과체중의 증가 속도는 감소 속도보다 훨씬 높습니다. 체중 미달은 하락세, 과체중은 증가세에 있죠. 그래서 수치들이 서로 갈라지는데, 13억이라는 숫자는 가장 낮추어 추산한 겁니다. 이미 과체중을 체중 미달의 2배 이상으로 추정하는 사람들도 있습니다. 그렇지만 핵심은 이집트·남아프리카·멕시코 등 다수의 저소득 국가와 중간소득 국가, 이집트 등 이른바 극빈국, 남아프리카·멕시코 등 이른바 중저소득 국가에 가보면, 그곳 남녀의 '3분의 2'나 '4분의 3'은 과체중이나 비만이란 사실을 발견한다는 데 있습니다.

스티브 교수님은 멕시코의 상황과 한 세대도 안 되는 기간 동안의 상황 변화를 저술하셨는데요, 정말 놀랍더군요.

팝킨 그렇습니다! 이 나라, 멕시코에 관해 이야기해봅시다. 1989년에는 성인 중 과체중 비율이 무척 적었고 아동들에게서는 전무했는데, 그로부터 15~16년 뒤에 갑자기 여성 71퍼센트, 남성 65퍼센트가 과체중이 되었어요. 그 기간 동안 멕시코의 당뇨병 발생률이 10~20년 전 무렵 미국 수준에 도달했는데 이는 심각한 사실입니다. 당뇨병 발병의 증가율이 너무 높습니다. 과체중, 비만과 관련된 갖가지 합병증, 잘 아시듯 본격적 심장병 등도 마찬가지입니다. 과체중과 비만이라는 전염병이 미국 수준에 달한 건 말할 필요도 없고요. 멕시코는 전 세계적으로 인구 중 절반이 과체중이거나 비만인 15~18개국 가운데 하나일 뿐입니다.

스티브 그 이유는 기본적으로 일정한 조건에서 진화한 생리학을 이 풍족함의 세계에 갑자기 적용했기 때문인가요?

팝킨 기본적으로 그렇습니다. 한 가지 예를 들어봅시다. 음료수 문제 말이죠. 100만 년 전에서 1만 년 전, 또는 1만 2천 년 전으로 거슬러 올라가면 그때의 인간, 즉 호미닌(hominins)이나* 호모사피엔스(*Homo sapiens*)가** 마신 것은 물뿐이었습니다. 유아기에 1년이나 2, 3년 정도 모유를 섭취한 후에는 말입니다. 그래서 우리

*인간 진화 이전의 인간족.
**'지혜가 있는 사람'이라는 뜻으로 현생 인류와 같은 종으로 분류되는 생물을 가리키는 학명.

는 물을 마시면 그만큼 음식을 덜 먹는 방향으로 진화할 이유가 분명 없었고, 따라서 신진대사는 음료수 섭취와 음식 섭취가 서로 영향을 미치지 않는 체제로 진화했습니다. 그러다 갑자기 기원전 1만 년경에 포도주가 생기고, 맥주가 생기고, 여러 알코올음료들이 생겨나더니, 최근 150~200년 동안에는 온갖 새로운 음료수, 탄산음료, 저온살균 우유 등등에다 상자째 배송되는 과일주스 등 새로운 세대가 등장했죠. 심지어 1950년대만 해도 음료에서 아주 적은 칼로리만 섭취했습니다. 그러니까 60년 전만 해도 음료에서는 칼로리를 거의 섭취하지 않았습니다만 이제는 미국 내 칼로리 섭취량 5분의 1을 음료가 차지합니다. 멕시코도 대략 비슷한 상황이고, 다른 열두 국가들도 마찬가지입니다. 정도 차이가 있을 뿐입니다. 그렇지만 핵심은, 우리가 섭취하는 그 모든 칼로리가 음식을 선택하는 데 영향을 미치지 않는다는 사실입니다. 그러니까 물을 섭취하면 체중은 늘어나지 않습니다. 하지만 코카콜라나 펩시콜라를 섭취하면 살이 찝니다. 아주 단순하죠.

스티브 또한 교수님은 그 기사에서 비만의 전 세계적 유행에 기여해온 그 밖의 주요한 발전상 한두 가지를 밝히셨는데요.

팝킨 그렇습니다. 그들 중 대부분은 정말이지 음식에 관한 겁니다. 코카콜라나 햄버거를 먹으면 에너지를 만드는 것보다 쓰는 것이 훨씬 어렵습니다. 그러니 그 두 번째 세계적 경향은 다이어트를 망쳐놓습니다. 딱히 음료만이 아니라 음식에서도 그러합니다. 그 두 번째 요인이란 식용유와 식물성유를 말합니다. 미국인이나 영국인, 유럽인들은 아마도 50~60년대부터 마가린과 식물성유 등등을 썼겠지만, 저소득 국가나 중소득 국가에서는 액체 기름과 수소 처리한, 예를 들면 크리스코(Crisco) 등의 고체 유지(乳脂)를 썼죠. 딴 나라 사람들은 인도 사람들이 바나스파티(vanaspati)를* 쓸 거라고 생각하지만 실제로는 경화유와** 액체 기름을 씁니다. 이 모든 것들이 기본적으로 70~80년대에 아주 싼 값으로 개발도상국에 들어왔고, 80년대에 이 국가

*인도에서 버터 대신 쓰는 식물성 유지.
**액체 상태의 기름에 수소를 첨가하여 고체 상태의 지방으로 만든 것.

들에서 폭발적으로 소비되었습니다. 그리하여 바로 지금, 중국 같은 나라에서 사람들은 300~400칼로리를 식물성유에서 섭취합니다. 순수하게 지방에서만 얻는 칼로리치고는 꽤 높죠. 그리고 그것은 음식의 가치를 높입니다. 맛이 더 좋아지게 해주고, 혀에 더 부드럽게 닿게 해주죠. 지방이 좋은 이유는 다양하므로 제2위의 추세라 할 수 있습니다.

제3의 추세를 동물성 식품이라고 부르겠습니다. 바로 우유, 치즈 등의 유제품과 요구르트, 달걀, 생선, 가금류, 한 국가에서 동시에 주된 음식이 되는 쇠고기와 돼지고기 등입니다. 인도에서는 유제품을, 중국에서는 돼지고기와 쇠고기를 먹을 겁니다. 쇠고기만 먹는 개발도상국도 있겠지만, 어떤 종류를 먹든 증가세인 것만은 분명합니다. 전 세계적 증가세는 대부분 이런 개발도상국의 소비에서 옵니다. 중요한 것은 100킬로그램을 기준으로 한 쇠고기의 전 세계적 가격입니다. 40년 전에는 지금 가격으로 치면 500달러 정도였지요. 오늘날엔 그 '5분의 1'이나 '4분의 1'로 떨어졌습니다. 이

런 품목들에 대한 섭취를 촉진하기 위한 보조금 덕분에 이 같은 동물성 식품을 비롯해 다수의 식품 가격이 전 세계적으로 크게 하락했고, 그리하여 우리는 10년, 20년 전에는 상상도 못 했을 정도로 갈수록 더 많은 포화지방산, 육류의 고체 지방, 유제품을 섭취하며 살아갑니다.

스티브 그렇다면 지금 우리는 대중에게 열심히 홍보할 필요가 있다는 생각이 듭니다. 사람들은 가난에서 벗어나 이토록 풍족함과 관련된 식품들을 살 만한 형편으로 상승했습니다. 그들에게 어떻게 "이전의 채소와 통곡물 식단으로 돌아가세요. 그게 실제로 건강에 좋으니까요" 하고 말할 수 있을까요? 그런 종류의 메시지는 잘난 척하는 것처럼 느껴지지 않을까요?

팝킨 맞습니다! 그런 식으로도 그 문제를 바라볼 수 있습니다. 20~25년 전 이런 지역들에 살 때(저는 세계의 여러 대륙에서 살아보았습니다) 그곳의 식단엔 확실히 무언가가 빠져 있었습니다. 그러니 그곳 사람들은 생각보다 건강하지 못했고, 특히 아이들은 굶주리고 영양실조인 경우가 많았습니다. 어른들도 마찬가지였죠. 전 세계 수많은 국가에 여전히 기아가 만연한 지역들이 있습니다. 남아시아, 사하라 이남 아프리카는 분명 그러합니다. 그런데 실제로 어떤 일이 일어났을까요? 20년 전에 굶주리고 영양실조였던 바로 그 사람들이 오늘날엔 과체중에 비만이 되었습니다. 그러니 지금 이렇게 말하는 사람이 예전의 그 사람이라는 데 어려움이 있습니다. 예전과 동일한 정치가, 굶주림에 맞서 싸워온 바로 그 정치가가 갑자기 이렇게 말합니다. "멕시코, 칠레, 중국에서 이제 우리가 우려하는 것은 가난과 굶주림이 아닙니다. 우리는 비만과 심장병을 걱정해야 합니다. 그것이 사람들 목숨을 앗아가고 앞으로 10년간 건강보험을 파산으로 몰아갈 테니까요."

　진정으로 그 메시지를 받아들일 준비를 하는 국가들도 있습니다. 멕시코가 한 예로, 보건부 장관은 일부 품목에 세금을 매기기 위해 매우 공격적 기준을 도입하려 합니다. 내각의 많은 사람들이 의회에서 장관에게 힘을 실어주죠. 한편, 제가 연구하는 중국 같은 나라에서는 대담한 변화를 본격적으로 받아들일 정치 시스템이 갖춰지지 않았습니다. 경제를 무너뜨릴지도 모를 위험에 대처하려면 그런 변화가 필요한데 말이죠.

스티브 아시다시피 이런 국가들에서는 담배와 알코올에 대한 세금 인상을 실시해 공공 보건 효과를 입증했지만, 그렇다고 이런 국가들이 공공 보건 효과를 내세워 청량음료에 대한 세금을 올릴 것 같지는 않군요.

팝킨 글쎄요, 과연 그럴까요? 저는 우리 주 의원들과 이 문제를 이야기해보았습니다. 그들은 오늘날 노스캐롤라이나처럼 자유주의와 보수주의가 공존하는 주에서 일어나는 변화를 이야기해주더군요. 4년 전만 해도 입법 동의를 이끌어내지 못했지만 급속히 분위기가 바뀌고 있다고요. 미국과 오스트레일리아를 비롯한 전 세계 국가에서 25년 전만 해도 40세 이전에는 보지 못한 병이었던 성인 당뇨병이 십대와 어린아이들에게 급격히 발생하며 이에 대한 우려가 커져갑니다. 8~20세 환자들이 갑자기 나타났습니다. 그래서 많은 부모들이 겁을 먹고, 여론을 조성합니다. 사실 업계에서 의회에 가하는 압력 때문에 의회가 각 주들에 비해 뒤처지는 경우가 더러 있습니다. 미국의 모든 주가 작년에 입법을 했고, 제가 알기로 이 조치를 아주 진지하게 생각하고 받아들이려는 국가들이 몇몇 더 있습니다. 어쩌면 미국은 뒤처질지도 모르지만, 다른 국가들이 성공하는 모습을 보거나 의료보험 비용이 예산보다 20~25퍼센트 상회하는 상황을 목격하면 더욱 적극적 행보를 시작할 거라고 장담합니다.

스티브 사람들의 습관을 바꾸기 위해 고칼로리 식품에 대한 세금을 올리는 것 말고 이 전 세계적 문제에 어떤 해법이 가능할까요?

팝킨 음, 우선 고칼로리 음료부터 점검하겠습니다. 우리가 음료수를 섭취할 때 칼로리를 확인하는 건 분명합니다. 식품을 섭취할 때는 하나를 얻으려면 다른 것을 버려야 합니다. 저는 모든 설탕 든 지방질 식품에 대한 광고와 홍보를 금지하는 일부터 하겠습니다. 특히 아동을 대상으로 한 것부터 시작하겠습니다. 저는 적어도 1인분 분량을 책정하고 그 가격을 책정하는 문제부터 시작하겠습니다. 그리고 여러 가지 추세가 있는데, 그건 국가에 달렸습니다. 중국에서 저는 식용유 세금과 특정 보조금 관행을 바꾸기 위해 노력합니다. 미국을 비롯한 대부분의 고소득 국가에서는 동물성 식품 생산에는 보조금을 지급하면서도 같은 양의 과일과 채소 생산에는 보조금을 주지 않습니다. 저는 이를 반대로 만들겠습니다. 이쪽에 대한 보조금을 서서히 옮겨서 생과일이나 통조림 또는 냉동과일과 채소를 싸게 살 수 있도록 보조금 액수를 실질적으로 끌어올리는 겁니다. 가격 체제를 바꾸는 것은 다른 것을 바꾸기보다 훨씬 쉽고, 이미 담배에서 효과를 입증했죠. 단순히 사람들을 교육하기보다 그편이 훨씬 쉽습니다. 물론 교육도 해야 합니다. 그리고 하고 있습니다. 사람들이 걱정합니다. 부모들이 걱정합니다. 하지만 전 세계에서 오로지 중류층과 상류층만 그렇습니다. 여전히 세계의 과체중과 비만의 대부분은 저소득과 중소득 인구에 속합니다. 그건 부자의 문제가 아닙니다. 그래서 우리는 저소득과 중소득 집단에 도움이 될 방식을 찾아야 합니다. 그들은 지식에 대한 접근권이 없거나, 그것을 상류층과 동일한 방식으로 받아들이도록 교육받지 못했습니다.

스티브 그러면 교수님은 방금 마지막 말씀에서 실제로 거론하신 자유시장 옹호자에게 뭐라고 답하시겠습니까, 그는 이론적으로 이렇게 말합니다. "도처에 정보가 있고 사람들에겐 선택권이 있어요. 사람들이 이런 식품들을 먹고 싶다는데 왜 굳이 그렇게 못하도록 시장을 통제해야 하죠?"

팝킨 한 가지 답은 이겁니다. 우리는 115년간 보조금을 지급해왔습니다. 설탕을 아주 싸게 만들기 위한 설탕 생산 보조금을 지급했고, 기름에도, 동물성 식품에도 같은 일을 해왔습니다. 그러니 우리는 지금 방향을 틀어 그 실제 비용을 인식하고 사람들이 자신들이 섭취하는 것에 진정한 대가를 지불하게 할 방법을 찾아야 합니다. 그 대가의 일부는 환경적이며 일부는 건강과 관련이 있습니다. 그게 제가 제일 먼저 드리는 답입니다. 자유시장 같은 것은 없습니다. 건드리지 말라고 하는 이 모든 제품들에 우리는 이미 보조금을 주고 있습니다. 두 번째 이슈는, 비만에는 엄청난 사회적·경제적 원인들이 관여한다는 겁니다. 담배와 안전벨트 사용 등과 마찬가지입니다. 사람들이 죽어나가고 건강보험 비용은 하늘로 치솟습니다. 그리하여 보건 비용은 미국 경제와 많은 나라들의 경제를 무너뜨릴 겁니다. 그들에 맞설 방법을 찾지 않는다면 말이죠.

스티브 《사이언티픽 아메리칸》 2007년 9월호에 실린 기사의 제목은 '세계는 뚱뚱하다'입니다. 팝킨 박사님, 정말 감사합니다.

팝킨 도움이 되셨다면 저도 기쁘겠습니다.

3-2 아동기 비만의 숨은 요인들

로즈 에벌리스

할로윈처럼 단것을 먹는 명절이면 종종 아동의 식습관에 관한 불안의 목소리가 높아진다. 하지만 아동의 과체중에 영향을 주는 요인들은 결코 그런 특별한 때만 존재하진 않는다. (미국에서는 이제 17퍼센트에 달하는) 비만 아동 대다수는 뚱뚱한 채로 성인이 되고, 장기적 건강상 영향들도 성인기까지 가져간다. 과학자들은 오늘날 아동의 세대가 부모 세대보다 수명이 짧아지고 심장병, 당뇨병, 아테롬성 동맥경화증 발병률이 더 높을 것으로 내다본다. 대통령 부인 미셸 오바마(Michelle Obama)가 렛츠 무브(Let's Move) 캠페인을* 벌이고 미국 농무부가 영양 지침 '마이플레이트(MyPlate)'를 개정하는 등 다양하게 노력해도 과체중과 비만 아동 수가 하락세를 보이지 않자 과학자들은 아동기 비만이 유행하게 만든 원인을 찾아나섰다.

*어린이 비만을 물리치기 위한 전국 캠페인으로 미셸 오바마가 적극적으로 참여하고 앞장섰다.

일리노이대학교 어버너-샘페인캠퍼스에서는 포동포동한 아이들을 마구 쏟아내는 복잡한 요인들이 어떻게 얽혔는지 그 거미줄을 풀어헤치고자, 유전학과 언론정보학 등 폭넓은 분야의 전문가들이 함께 참여하는 연구가 진행 중이다. "세포 구조 때문일 수도 있고, 아이의 행동이나 특질 때문일 수도 있으며, 공동체 내에서의 가족 행동, 주(州)의 환경, 국가 정책 때문일 수도 있습니다." 같은 대학교의 아동 비만과 영양학에 대한 시너지 이론 및 연구팀 (Synergistic Theory and Research on Obesity and Nutrition Group)의 머리글자를 딴 스트롱 키즈(STRONG Kids) 프로젝트 발기인 크리스틴 해리슨(Kristen Harrison)은 말한다. "그건 믿을 수 없을 만큼 복잡합니다." 유전, 운동 기회, 부모의 식습관과 1인분에 대한 문화적 차이 등 다양한 요인 모두가 아동 비만에 기여한다고 알려졌다.

그리고 이러한 요인들은 별개로 존재하지 않는다. "정말이지 아직도 이 요인들이 서로 어떻게 상호작용하는지 알지 못합니다." 해리슨은 말한다. 스트롱을 비롯한 그 분야 연구자들은 최근 비만의 특별하고 놀라운 요인을 밝혀냈다. 바로 수면 주기와 가족 식사의 빈도 등이다.

식단과 운동의 중요성

아이들이 건강하게 먹고 더 많은 운동을 하게 만든다는 것이 간단하게 들릴지 몰라도, 아이들을 이러한 행동으로 이끄는 유전학과 문화적·환경적 요인들의 목록은 길고 복잡하며 서로 관련되어 있다. 그리고 과학자들은 최근에야 겨우 이를 파악하기 시작했다.

예를 들면 신선한 과일과 채소는 아무 데서나 구할 수 없다. 신선하고 건강한 식품을 구비한 식료품점들이 넘쳐나는 동네가 있는가 하면, 패스트푸드 체인점과 모퉁이의 편의점이 전부라서 건강에 좋은 식품을 구하기 어려운 동네도 있다. 해리슨은 말한다. "아무리 부모의 의욕이 넘친다 해도 신선한 농산물을 파는 상점까지 버스를 갈아타고 가기는 쉽지 않죠." 가정을 벗어나면 자판기나 심지어 학교 식당에서도 아이들을 살찌게 만드는 다양한 음식을 제공한다.

또한 공립학교에서는 예산이 삭감되면 운동과 체육 교육 프로그램들을 삭감하여 아이들의 교내 운동량을 떨어뜨린다. 공원이나 숲 등 야외 놀이 공간이 부족해서 부모의 충만한 의지를 꺾기도 한다. "안전하지 않은 동네에 사는 부모들은 아이들이 밖에서 놀게끔 내보내려 하지 않습니다"라고 해리슨은 말한다. 이처럼 실내가 주된 놀이 공간이 되는 생활양식 때문에 아이들은 살찌지 않기 위한, 혹은 이미 찐 살을 빼는 데 충분한 운동을 못 하게 된다.

연구자들은 부모들만 탓해서도 안 된다고 지적한다. "사람들은 종종 이렇게 말합니다. '음, 부모가 애들을 그렇게 많이 먹이지 않으면 되잖아요.'" 해리슨은 말한다. "사람들이 멍청하고, 식탐이 있고, 신경을 안 쓴다는 시각이 있습니다. 그건 더없이 진실과 동떨어진 생각입니다." 저소득층 동네의 부모도 영양에 관한 물음의 정답이 무엇인지 안다고 그는 말한다. 자녀들이 과일과 채소를 많이 먹고, 패스트푸드를 적게 먹어야 한다는 사실을 안다는 말이다. "그러니 교육만으로는 역부족입니다."

해리슨과 그녀의 연구팀에 따르면 예를 들어 텔레비전 시청은 부모의 체중, 인종과 수입, 아동의 젠더와 인종(을 합친 것)보다 더욱 결정적으로 나쁜 식습관을 예측하는 요인이다. 아마도 어린이를 대상으로 한 식품 마케팅과 좌식 생활 습관, 시청 중 간식 섭취가 한데 어우러져 커다란 역할을 할 것이다.

2006년 《소아와 청소년학회(Archives of Pediatrics & Adolescent Medicine)》에 발표된 한 연구는 텔레비전을 매일 한 시간 볼 때마다 아동들이 추가로 167 칼로리를 더 섭취한다고 추산했다.

더 깊은 동인들

아동기 비만을 부추기는 새로 발견된 요인 중 몇 가지를 인지 못 했다고 해서 이를 반드시 부모나 학교, 심지어 주치의 탓으로 돌릴 수만은 없다. 스트롱 키즈 프로젝트와는 무관한 한 연구에서, 오스트레일리아 연구진은 수면이 체중에 미치는 영향을 연구했다. 그 결과 그들의 기대와는 반대로, 중요한 것은 수면의 양이 아니라 타이밍으로 나타났다고 사우스오스트레일리아대학교 박사후 연구원이자 그 연구의 주도 저자였던 캐럴 마허(Carol Maher)는 말한다. 동일한 시간 수면을 취한 두 집단에서, 일찍 잠자리에 들고 일찍 일어난 아동들은 늦게 자고 늦게 일어난 아동들보다 훨씬 건강했다.

늦게 잠자리에 드는 아이들은 텔레비전을 보느라 많은 시간을 보냈을 수도 있다. 아침은 대체로 운동에 적합한 시간이지만, 저녁은 주로 컴퓨터와 텔레비전의 시간이다. 이는 운동을 덜 하고, 간식을 더 먹고, 식품 마케팅을 더 많이 접한다는 뜻이다. 하지만 마허가 지적하듯이, 이는 또한 낮 동안 육체적으로 활동적이었던 아이들이 더 일찍 피곤해지고, 더 일찍 잠자리에 든다는 뜻일 수도 있다.

가족과의 식사 횟수 또한 아동기 비만율에 영향을 미칠 수 있다. 한 연구진은 가족과 함께하는 식사가 일주일에 1회 줄어들 때마다 아동이 과체중이 될 확률이 8퍼센트 증가한다는 이론을 제시했다. 해리슨의 말에 따르면 이러한 상관관계에 영향을 미치는 것은 단순히 집밥의 건강상 이점이 아닐지도 모른다. 단란한 가족 식사라는 단순한 행동은 심리적 안정성을 준다. 가족에게 지지받는다고 느끼고 감정 조절이 가능한 아이들은 전반적으로 건강한 경향을 나타낸다. 또한 부모들은 식사 시간을 통해 아동의 우울증을 비롯해, 건강에 해로운 여러 가지 스트레스 요인을 경고하는 행동 신호를 감지할 수 있다.

해리슨은 정책 입안자들이 현 정책의 맹점을 검토할 때 스트롱 키즈 프로그램의 데이터들이 유용하게 쓰이기를 바란다. 그녀는 아동기 비만의 동인들이 복잡한 것만큼 해법 또한 복잡하리라 짐작하면서 다음과 같이 말한다. "한 요인에만 대처하는 대신 이중, 삼중으로 효과를 발휘하는 정책을 세울 수 있습니다." 예컨대 학교에 영향을 미치는 정책으로 아동기 비만의 원인 중 몇 가지에 대처할 수 있다. 자판기 설치, 체육 활동 의무화, 나아가 학생들에게 건강한 습관을 가르치기 등이다. 해리슨은 말한다. "다수의 요인들을 동시에 공략하면 훨씬 강력한 효과를 얻을 겁니다."

3-3 비만, 과장된 전염병일까?

웨이트 깁스

과도한 지방 자체는 과체중이거나 비만(미국 성인 10명당 6명이 속한 범주)인 막대한 인구에게 심각한 건강상 위협이 아닐 수도 있을까? 과체중이거나 약간 비만인 사람들에게 칼로리를 줄이고 체중을 줄이라고 압박하면 실제로는 이롭기보다 해로울 수도 있을까?

만약 그렇다면 이는 과도한 지방으로 인해 연간 미국인 30만 명이 사망하며, 1980년대 이후 전 세계적 비만율 상승이 당뇨병, 심혈관계 질환, 암의 유행을 비롯한 여러 의학적 문제의 전조(前兆)라는 통념과 어긋난다. 사실, 2005년 3월에 《뉴잉글랜드저널오브메디슨》에 실린 제이 올샌스키(S. Jay Olshansky)와 데이비드 앨리슨(David B. Allison)을 비롯한 연구자들의 '특별 보고서'는 그런 공포가 타당하다는 사실을 입증해주는 듯하다. 저자들은 비만의 유행 때문에 "지난 2세기 동안 꾸준히 이어졌던 기대 수명 상승 추세가 곧 막을 내릴지도 모른다"고 주장한다. 《뉴욕타임스》와 《워싱턴포스트》를 비롯해 그 특별 보고서를 다룬 많은 뉴스 기사들은 앞으로 몇십 년 동안 비만 때문에 평균수명이 5년이나 삭감될 가능성을 강조했다.

한편 과체중과 비만이라는 유행병이 건강에 미치는 영향을 과장한다는 이유로 비만 전문가들, 공공 보건 관료들과 미디어를 공격하는 학자들도 있다. 엄청나게 많은 학술서에서 그러한 주장을 내세우며 그중에는 폴 캄포스

(Paul F. Campos)의《비만 신화(The Obesity Myth)》(2004), 마이클 가드(Michael Gard)와 잰 라이트(Jan Wright)의《비만 유행병 : 과학, 도덕과 이데올로기(The Obesity Epidemic : Science, Morality and Ideology)》(2005), 에릭 올리버(J. Eric Oliver)의《비만 : 미국의 유행병 만들기(Obesity : The Making of an American Epidemic)》(2005), 배리 글래스너(Barry Glassner)의《식품의 송가 : 여러분이 식품에 관해 안다고 생각하는 것은 모두 틀렸다(The Gospel of Food : Everything You Think You Know about Food Is Wrong)》(2007) 등이 있다.

모두 의학계 외부의 학술 연구자들인 이런 비판자들은 1980년대 이후 미국과 수많은 유럽 국가의 비만 인구 비율이 이전에 비해 대략 2배 뛰어올랐다는 사실은 반박하지 않는다. 또한 그들은 특히 극단적 비만의 경우, 일부 질병과 조기 사망의 한 요인일 수 있음을 인정한다.

그러나 그들은 과체중과 비만이 갈수록 막대하고 심각한 건강상 위험을 야기한다는 전문가들의 경고는 과장되었다고 주장한다. 그들이 코웃음 치는 것은 예컨대 질병통제예방센터 소장 줄리 거버딩(Julia Gerberding)이 2003년 논문에서 발표한, "인플루엔자와 중세의 역병은 물론이고 그 어떤 유행병도 국가와 사회에 미치는 건강상 영향이라는 측면에서 볼 때 유행하는 비만의 심각성에는 미치지 못한다" 등의 주장이다. (1918~1919년 유행한 인플루엔자는 미국의 67만 5,000명을 포함해 전 세계적으로 4,000만 명의 목숨을 앗아갔다.) 시카고대학교 정치학과 교수 올리버(Oliver)의 말에 따르면 지금의 상황은 이러하다. "비교적 적은 과학자와 의사 집단이, 대부분 체중 감량 업계의 기금을 받아 무작위적이고 비과학적인 과체중과 비만의 정의를 만들어냈습니다. 그들은 체중 증가의 영향에 관해 부풀려 주장하고, 통계를 왜곡하고, 살이 찌면 나타나는 결과의 복잡성을 대체로 무시했습니다."

이러한 복합적 결과 가운데 하나는, 인구 내 다양한 비만 가운데 50~80퍼센트를 유전적 차이로 설명할 수 있다는 폭넓게 받아들여지는 증거이며, 콜로라도대학 볼더캠퍼스 법학과 교수 캄포스는 이에 동의한다. 체중 5퍼센트 이상에 대한 장기적 감량을 유도하는 것으로 입증된 안전하고 두루 실용적인 방법이란 존재하지 않으므로, "건강 권위자들은 체질량지수(body mass index, BMI)를 '건강 체중' 범위에서 유지하라는, 대부분의 사람들이 결코 따를 수 없는 충고를 내습니다." 캄포스의 말이다. 체질량지수는 체중 대 키의 비율을 뜻한다.

캄포스와 올리버는, 질병통제예방센터와 보건복지부, 세계보건기구가 지방의 위험과 체중 감량 실현 가능성을 과장함으로써 부지불식간에 뚱뚱한 사람들에게 낙인을 찍고, 불균형한 식단을 독려하며, 심지어는 체중 증가를 심화하는지도 모른다고 주장한다. 캄포스는 말한다. "가장 심각한 아이러니는, 비만에 병이라는 꼬리표를 붙임으로써 병을 만들어낼지도 모른다는 사실입니다."

목숨과 바꿀 만한 몸매

이런 반대 의견들을 처음 접하면 헛소리로 들릴 수도 있다. "의학 문헌들을 제대로 들여다보고서도 비만이 나쁘지 않다고 주장하는 사람들은 도대체 어느 별에서 온 걸까요?" 콜로라도대학교 건강과학연구소(University of Colorado Health Sciences Center) 비만 연구자 제임스 힐(James O. Hill)은 말한다. 보건복지부와 농무부에서 2005년 1월에 발표한 새로운 식단 가이드라인은 "과체중과 비만 인구 비율의 증가는 공공 보건에 엄청난 우려를 제기한다. 그 이유는 과도한 체지방이 조기 사망, 제2형 당뇨병, 고혈압, 고콜레스테롤, 심혈관계 질환, 뇌졸중, 담낭병, 호흡 장애, 통풍, 골관절염, 특정 암 발생의 위험률 상승으로 이어지기 때문이라고 단언한다. 여기에는 과체중은 정도를 막론하고 위험하며, 높은 체질량지수는 단순히 높은 위험성을 표시할 뿐 아니라 그 원인이 된다는 명확한 함의가 있다.

"이처럼 이른바 '과체중'이 건강에 해롭다는 결과는 단순한 과장이 아니라 완전히 날조된 경우가 많습니다"라고 캄포스는 주장한다. 놀랍게도, 최근의 전염병학 연구들과 임상 실험들을 자세히 들여다보면, 그들의 비난이 과장되었다고는 해도, 비판자들이 뭔가 아는 것 같기도 하다.

예를 들면 올리버는, 전국적인 대규모 설문 세 건을 새로운 방식으로 분석한 결과, 연령·인종·성별·흡연·알코올 섭취 등의 영향을 배제하면 약간 비만인 사람들은 '건강 체중'인 사람들에 비해 사망률 상승이 아주 적게 나타났음을 지적한다. 세 가지 설문(1970년대 초반, 1970년대 후반, 1990년대 초반의 의료 검진 결과를 합했고, 9~19년 후 사망기록부 조회를 통해 피실험자를 확인했다) 결과는 과체중 범주에 속하는 미국 성인들이 이른바 건강 체중 범주에 속하는 인구보다 조기 사망 위험이 낮다는 것을 가리킨다. '과체중과 비만이라는 유행병'에서 과체중 부분은 사망률을 치솟게 하기보다는 떨어뜨릴 가능성이 더 높다. "체중이 높은 미국인들 다수는 이 범주에 속합니다." 캄포스는 지적한다.

"체중 미달은 인구의 아주 작은 부분에만 해당되는데도, 실제로 1급 비만보다 사망률과 더 높은 관련성을 보였습니다"라고 질병통제예방센터 수석 연구과학자 캐서린 플레걸(Katherine M. Flegal)은 말한다. 이는 직관과는 어긋난다. 플레걸은 그 연구를 주도했는데, 연구 결과는 질병통제예방센터의 내부 검토자들과 국립암연구소가 넉 달 동안 검토하고 추가하는 등《미국의학저널》의 전문가 검토를 거친 후에 2005년 그 학술지에 발표되었다.

비만이 미국에서 매년 30만 명 이상의 목숨을 앗아간다는 되풀이되어온 주장의 토대였던 이전의 두 가지 추산과 어긋나는 새로운 결과였다. 그리고 이전의 두 추산 모두 미심쩍은 가정과 통계 오류, 낡은 측정 방법의 영향을 받았다고 의심할 만한 합리적 이유들이 있다.

플레걸과 동료들이 가장 최근인 1988~1994년 신장과 체중, 그리고 2000년까지의 사망 여부를 측정한 결과만을 분석했을 때, 아무리 심각한 비만도 사망 위험과는 통계적으로 어떤 유의미한 관련성도 보여주지 않았다. 플레걸의 고찰에 따르면 최근 몇십 년간 의료 분야의 발전 덕분에 비만 관련 사망률이 낮아졌을 수 있다. 그것은 기대 수명과 미국의 비만율이 상승일로를 달린 25년간 심장병과 뇌졸중에 기인하는 사망률에서 나타나는 꾸준한 하락세와 일치할 것이다.

뚱뚱하면 얼마나 치명적일까?

비만의 유행은 미국에서 1980년 이후로 대략 성인에게서는 2배로, 아동에게서는 3배로 뛰었다(위쪽 그래프). 당뇨병으로 인한 사망률이 다소 상승했지만, 심장병과 뇌졸중으로 인한 사망률의 변화는 예상과는 달리 뚜렷하게 드러나지 않았다(아래쪽 그래프).

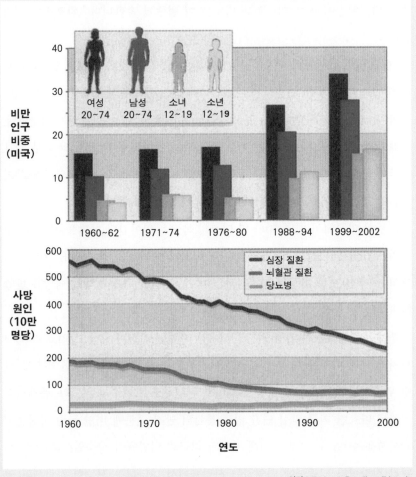

증거의 무게감

그렇다면 아직은 대가를 지불할 시기가 오지 않았을 뿐, 2~5년 수명 손실이 찾아올 거라는 올샌스키와 앨리슨의 경고는 어떤가? "그저 그럴싸한 시나리오를 긁적여본 것에 불과합니다." 앨리슨은 선을 긋는다. "애초에 정확한 수치를 제시하려는 게 목표는 아니었습니다." 기대 수명 이론은 편리하지만 미심쩍은 몇 가지 가정에 기반한다. 비록 대다수 언론 기사들이 "2~5년"이라는 어구를 덥석 물었지만, 그들의 특별 보고서가 이를 뒷받침할 만한 통계적 분석을 전혀 내놓지 않았다는 사실을 언급한 매체는 거의 없다.

2006년 8월, 국립암연구소 케네스 애덤스(Kenneth F. Adams)가 주도한 퇴직자 대상 연구는 심하지 않은 과체중도 치명적으로 위험하다는 사실을 뒷받침하는 것으로 널리 보도되었다. 그러나 애덤스의 연구 결과는, 실제로는 플레걸의 결과를 밀접하게 반영했다. 국립암연구소 연구를 주도한 연구자들은 흡연·음주·신체 활동·교육·연령·인종·젠더에 관한 영향력을 통제한 결과, 비만인 사람들에 비해 체중 미달인 사람들의 사망률이 훨씬 높다는 사실을 밝혀냈다. 또한 평균적으로, 과체중인 남녀의 사망률은 건강 체중 범위에 속한 사람들보다 낮았다. 체질량지수가 25~28인 남자들의 수명이 가장 길었고, 여자들은 좀 더 폭넓은 21~28 구간이 혜택을 누렸다.

연구자들은 데이터를 취합할 때 체중계보다는 설문지에 의존했고, 비만인 사람들이 체중에 관해 거짓말을 하는 널리 알려진 경향을 교정하지도 않았다. 따라서 과체중 범위는 비만 인구도 아울렀다고 할 수 있다. 거의 53만 명에 가까운 피실험자들은 모두 전미은퇴자협회(American Association of Retired Persons) 소속이어서, 대부분의 인구보다 연로하고 부유하고 교육받은 사람들이었다.

그러므로 일부 과학자들은 과체중이 사망률을 증가시킨다는 그 논문의 전반적 결론에 회의적이다. 그러한 결론을 뒷받침하는 것은 한 번도 흡연을 한 적이 없고, 50세 때의 체중을 기억하는, 피실험자 중 대략 5분의 1만을 대상으로 한 하위 분석 결과뿐이다.

비판자들은 이를 비만 연구에서 나타나는 일반적 편향을 잘 보여주는 엉터리 표본이라고 비난한다. 의학 연구자들은 늘어난 허리둘레를 재앙이 코앞에 닥쳤다는 징조로 여기는 경향이 있는데, "이는 그들의 명성을 높여주고, 더 많은 연구 기금을 얻게 해주기 때문입니다. 건강 관련 정부 부처들은 이를 바탕으로 예산 배정을 합리화합니다." (미국국립보건원은 2005년, 10퍼센트 인상된 4억 4,000만 달러를 비만 연구 기금에 배정했다.) 올리버의 말은 이어진다. "체중 감량 업체들과 외과의들은 자기네 서비스에 보험 적용을 받고자 이를 이용합니다. 제약 산업은 새로운 약품을 합리화하기 위해 이를 이용합니다."

캄포스는 이 말에 동의한다. "비만과의 전쟁은 몇몇 사람을 부자로 만들기 위해서라는 게 사실입니다." 그는 영향력 있는 수많은 비만 연구자들이 약물과 다이어트 산업에서 재정적 지원을 받는 사실을 지적한다. 앨라배마대학교 버밍햄캠퍼스의 교수 앨리슨은 그러한 회사 148곳에서 받은 기금을 적시했으며, 힐은 자신이 그들 중 일부에게 자문을 제공한 적이 있다고 말한다. (연방 정책상 플레걸을 비롯한 질병통제예방센터 과학자들은 비정부 기관에서 보수를 받을 수 없다.)

어리둥절하게 만드는 질병들

심지어 가장 믿음직한 사망률 연구도 비만이라는 유행병이 건강에 미치는 영향에 대해 결함투성이에다 불완전한 밑그림만 간신히 제공하는 수준인데, 그 이유는 세 가지다. 우선 비만으로 인한 사망률만을 따지는 연구에서는 지금까지, 신체 치수에서 어느 정도 다양성은 정상이므로 영양 공급이 잘된 나라에는 약간의 비만 인구가 포함된다는 사실을 무시해왔다. '유행병'이라는 말은 비만의 갑작스러운 증가를 가리키지, 단순히 그 병의 존재를 가리키는 것이 아니다. 유행병이 사망에 미치는 영향을 제대로 평가하려면, 표준을 초과하는 비만으로 인해 단축된 생명의 수만을 따져야 한다.

둘째로, 그 분석들은 체질량지수를 체지방의 편리한 대용품으로 이용한다. 하지만 체질량지수는 그다지 믿음직한 기준이 아니다.

셋째, 모두가 사망에 관해 신경을 쓰긴 하지만 그것이 유일한 근심거리는 아니다. 질병과 삶의 질 또한 매우 중요하다.

심각한 비만이 수많은 질병의 위험을 증가시킨다는 데는 모두가 동의하지만, '건강' 범위 체중을 벗어나는 약 1억 3,000만 미국 성인들 중 체질량지수 40을 초과하는 유형의 비만은 12명당 1명꼴에 불과하다. 문제는 과체중 비율의 상승과 미미한 혹은 보통 정도의 비만이 심장병, 암, 당뇨병이라는 국가적 부담을 가중시키는가에 있다.

심장병의 경우, 적어도 아직까지는 답은 "No"인 듯하다. 미국의 공공 보건 담당국들은 심혈관계 질환의 연간 발병 수치를 집계하지 않는다. 그 대신 연구자들은 주기적 설문을 통해 측정한 사망과 위험 요인의 추세를 살펴왔고, 양측 모두 하락세에 있었다.

《미국의학저널》에 실린 플레걸의 2005년 4월 논문과 더불어, 질병통제예방센터의 에드워드 그레그(Edward W. Gregg)와 동료들의 또 다른 논문은 미국의 고혈압 유병률이 1960~2000년, 절반으로 떨어졌음을 밝혀냈다. 고콜레스테롤도 비슷한 추세였다. 그리고 두 가지 모두 건강 체중보다는 과체중과 비만 인구 사이에서 가파르게 감소했다. 논문은 비록 고혈압이 마른 사람들보다는 비만 인구에게서 2배나 더 높다는 사실은 여전하지만, "분석 결과 비만인 사람들은 이제 20~30년 전의 마른 사람들에 비해 (심혈관계 질환의) 위험도가 개선되었다"고 지적한다.

이러한 새로운 발견은 2001년, 세계보건기구가 4대륙, 38개 도시에서 14만 명을 대상으로 10년간 연구한 결과를 발표했을 때 밝혀진 사실의 신빙성을 더해준다. 벨파스트퀸스대학교 앨런 에반스(Alun Evans)가 이끄는 연구자들은 연구 대상자들의 체질량지수가 폭넓게 증가하고, 그와 똑같이 고혈압과 고콜레스테롤이 폭넓게 감소한 것을 확인했다. 그들은 "이런 요인들은 사리에 맞지 않는다"고 썼다.

그레그는 이것이, 고콜레스테롤과 고혈압에 대한 진단과 치료의 개선이 비만률 상승으로 인한 위험 증가를 보상하고도 남았기 때문일 수 있다고 말한다. 또한, 비만 인구들이 이전보다 운동을 많이 하기 때문일 수도 있다고 덧붙인다. 정기적 육체 활동은 강력한 심장병 예방책으로 알려졌다.

올리버와 캄포스는 또 다른 가능성을 탐구했다. 뚱뚱함은 중요하지만 인지하기 어려운 일부(또는 유일한) 요인들의 가시적 표지일지 모른다는 것이다. 식단 구성·육체적 건강함·스트레스 수치·수입·가족력·체내 지방의 위치 등은 그 의학 논문에서 밝힌 100가지 정도 되는 심혈관계 질환의 '독립적' 위험 요인들 중 일부일 뿐이다. 비만과 심장병을 연관 짓는 관찰적 연구들은 거의 이 모든 요인을 무시하며, 결과적으로 비만에 원인을 돌린다. 올리버는 "같은 기준으로 우리는 심장병의 원인으로 비만을 탓합니다"라고 썼다. "폐암의 원인을 담배가 아니라 냄새 나는 옷, 누런 치아나 입냄새에 돌리는 격입니다."

암 이야기가 나왔으니 말이지만, 90만 미국 성인을 대상으로 한 16년 단위의 연구에 대한 2003년 보고서는 과체중이거나 약간 비만인 사람들은 몇몇 종양으로 인한 사망률이 심각하게 증가했음을 밝혀냈다. 그러나 일견 비만과 관련된 이런 암들은 대부분 매우 희귀해서, 기껏해야 1년간 연구 대상 10만 명 중 몇십 명의 목숨을 앗아갔을 뿐이다. 체질량지수가 높은 여성들은 대장암과 폐경 후 유방암 위험 모두가 약간 상승했다. 과체중이고 비만인 남성들에게 가장 흔하게 나타난 위험 증가의 징후는 대장암과 전립선암이었다. 그런데 남녀 모두, 과체중이거나 비만일 경우 폐암에는 상당한 위험 감소 효과가 있는 것으로 보였다. 폐암은 지금까지 가장 흔한 치명적 악성 종양이다.

그 연관성은 심지어 흡연의 영향을 배제한 후에도 사라지지 않았다.

비만의 딜레마

공공 보건에서 비만이 안고 있는 가장 큰 위험성은 제2형 당뇨병인 듯하다. 의사들은 지방과 인슐린과 그 병을 규정하는 고혈당지수 사이의 생물학적 연관성을 발견했다. 질병통제예방센터는 성인 당뇨병 환자의 55퍼센트가 비만이라고 추산하는데, 이는 일반 인구의 비만 비율 31퍼센트에 비하면 상당히 높은 수준이다. 그리고 비만이 흔해질수록 당뇨병 역시 증가해왔다. 이는 어느 한쪽이 다른 한쪽의 원인일 수 있다는 뜻이다.

하지만 비판자들은 당뇨병이 급증하고 있고(심지어 아동에게서도), 그 원인이 비만이며, 해법은 체중 감량이라는 주장을 반박한다. 질병통제예방센터의 2003년 분석 결과에 따르면, "1990년대 이래로 비만이 가파르게 증가했음에도 진단되거나 진단되지 않은 당뇨병, 그리고 공복혈당 장애는 실질적 증가세를 보이지 않았다."

'진단되지 않은 당뇨병'이란 질병통제예방센터 연구의 고혈당 테스트에서 양성 반응을 한 번 보인 경우를 말한다(당뇨병으로 진단받으려면 양성 결과가 두 번 이상 필요하다). 그레그의 논문은 당뇨병으로 진단받은 성인 5명당 진단받지 않은 당뇨병 환자 3명이 더 있다는, 자주 반복되는 '팩트(fact)'를 다시 거론한다. '당뇨병 의심 환자'가 더 나은 용어일 것이다. 일반적으로 질병통제예방센터의 단일한 검사는 미덥지 못할 수 있기 때문이다.

프랑스에서는 2001년, 5,400명의 남성을 대상으로 한 연구에서 질병통제
예방센터의 방법을 이용했다. 연구 결과, 당뇨병 검사 양성 반응이 나온 남자
들 중 42퍼센트가 알고 보니 30개월 후 '최적 표준' 검사에서 당뇨병이 아니
었음이 드러났다. 위 음성률(false negative rate : 단일한 혈액검사로 놓친 진짜 당
뇨병 환자)은 겨우 2퍼센트였다.

그렇지만 아동의 증가하는 체중은 유의해야 한다고 힐은 강조한다. "10~
12세 아동들에게서 제2형 당뇨병이 발생하고 있습니다. 두 세대 전만 해도
볼 수 없는 일이었죠."

한편 캄포스는, 경험적 증거는 종종 오해를 부른다고 응수한다. 그는 질병
통제예방센터 연구자들이 1988~1994년 국민건강영양조사(National Health
and Nutrition Examination Survey, NHANES) 설문을 통해 청소년 2,867명을 검
사했을 때 제2형 당뇨병 소유자가 겨우 4명으로 밝혀졌음을 지적한다. 좀 더
초점을 좁힌 2003년 연구는 이탈리아에서 6~18세인 '엄청나게 비만인' 남자
아이와 여자아이 710명을 살펴보았다. 이 아이들은 또래에서 가장 뚱뚱했고,
절반 이상이 당뇨병 가족력(그리고 이에 따라 유전된 위험)이 있었다. 그렇지만
710명 중 겨우 한 명만이 제2형 당뇨병이었다.

그럼에도, 미국 성인들 중 많으면 4퍼센트가 비만 때문에 당뇨병에 걸렸을
수 있다. 뚱뚱함이 정말로 그 병의 가장 중요한 원인이라면 말이다. "그런데
제2형 당뇨병이 뚱뚱함을 유발하는 것인지도 모릅니다"라고 캄포스는 주장한
다(체중 증가는 수많은 당뇨병 치료제의 흔한 부작용이다). "제2형 당뇨병과 뚱뚱함

모두의 원인이 되는 제3의 요인이 존재할 수 있습니다." 아니면 이 모든 요인의 어떤 복잡한 조합이 원인일 수도 있다고 그는 고찰한다.

인과관계를 검사하기에 가장 좋은 방법은 대규모 장기 실험이다. 결과를 복잡하게 만드는 요인들을 꾸준히 유지하면서 어느 한 변수(체중 등)를 바꿀 수 있기 때문이다. 비만 연구자들은 이러한 이른바 무작위적인, 통제된 실험을 거의 실시하지 않았다. 캄포스는 말한다. "우리는 뚱뚱한 사람이 마른 사람으로 바뀌었을 때 무슨 일이 일어나는지 모릅니다. 그걸 무시해서가 아닙니다. 이 일을 할 수 있는 알려진 방법이 없습니다." 그런 실험을 하려면 심각한 위험과 부작용을 감수해야 할 것이다.

질병통제예방센터 산하 행동 감시 분과 수장 알리 목대드(Ali H. Mokdad)는 보고한다. "미국 성인의 약 75퍼센트는 언제 어디서나 체중을 감량하거나 유지하려고 노력합니다." 마켓데이터 엔터프라이즈사(Marketdata Enterprises)가 2월에 발표한 보고서는 2004년, 미국인 7,100만 명이 적극적으로 다이어트를 했으며, 전국적으로 체중 감량 제품과 서비스에 지출된 비용이 약 460억 달러에 이른다고 추산했다.

다이어트 열풍이 불기 시작한 지는 이미 오래되었다. 마켓데이터에 따르면 2000년에 3만 6,700건이던 비만 수술은 2004년에는 약 14만 건으로 치솟았다. 그런데 플레걸을 비롯한 연구자들이 체중이 낮은 범주로 떨어진 연로한 비만인들을 찾아 가장 최근의 질병통제예방센터 후속 연구 설문을 검토한 결과, 비만이 아닌 나이 든 성인들 중 겨우 6퍼센트만이 10년 전에도 비만이었음을 발견했다.

캄포스는 많은 사람들에게 다이어트는 그저 효과가 없을 뿐 아니라 철저히 비생산적이라고 주장한다. 하버드의과대학교 의사들은 대규모 간호사 연구를 실시해 여성 39퍼센트가 살을 뺀 후 도로 살이 쪘음을 2004년 보고했다. 그 여성들은 나중에 살을 빼지 않았던 여성들보다 평균 4.5킬로그램 더 뚱뚱해졌다.

체중 감량 옹호자들은 2001년에 있었던 두 가지 실험을 지적한다. 이에 따르면 고위험군에 있던 잘 먹고 운동을 잘하는 사람들 가운데서 제2형 당뇨병 발병이 58퍼센트 낮아졌는데 이 참가자들은 체중이 약간 줄었다. 한 실험에서는 2년 후에 평균 2.7킬로그램, 다른 실험에서는 3년 후에 5.6킬로그램이 줄었다.

스티븐 블레어(Steven N. Blair)는 이에 일침을 가한다. "사람들은 이런 실험 결과가 체중 감량이 당뇨병을 예방한다는 증거라고 말합니다. 그것은 사실이 아닙니다." 그는 댈러스의 쿠퍼 재단(Cooper Institute)을 이끄는 비만 연구자다. 그 실험에서는 살을 빼지 않고 그저 균형 잡힌 식단과 운동만 적용한 대조군이 없었기 때문에, 피실험자들의 체중에서 나타난 약간의 감소가 그저 부수적 효과였을 가능성을 배제할 수 없다. 그 대신, 실험군 중 하나는 1월에 한 후속 연구를 발표했는데 결론은 다음과 같다. "후속 연구에서는 일주일에 운동으로 적어도 2.5시간 산책을 하면 당뇨병 위험이 63~69퍼센트 낮아지는 것으로 나타났습니다. 대체로 식이 요인, 체질량지수와는 독립적이었습니다."

"멩켄(H. L. Mencken)은* 일찍이 모든 복잡한 문제에는 단순한 해법이 있다고 말했습니다. 하지만 그 말은 틀렸습니다." 블레어는 고찰한다. "비만이 건강에 나쁘고 뚱뚱한 사람들은 사악하며 의지박약이라는, 그리고 우리 모두 살을 빼면 세상이 아름다워질 거라고 지붕 위에 올라가 떠들어대는 것을 그만 멈춰야 합니다. 훨씬 포괄적인 시각이 필요합니다. 그렇지만 제가 보기에는 상황이 그렇게 돌아가지 않는 듯합니다."

*《아메리칸 머큐리》를 창간한 미국의 문예비평가(1880~1956).

3-4 뚱뚱해도 건강할 수 있을까?

폴 레이번

2006년 질병통제예방센터의 캐서린 플레걸은 비만에 관한 전국 설문 데이터를 새로이 통계 분석함으로써 놀라운 결론에 도달했다. 약간 과체중인 성인은 이른바 건강 체중인 사람들보다 사망 위험이 낮다는 것이다.

몇십 년의 조사, 몇천 건의 연구들은 그와 정확히 반대되는 결과를 제시해 왔다. 조금이라도 과체중이면 해롭고 비만은 더욱 해롭다는 식이다. (이따금 비만이라는 주홍글씨 아래 함께 분류되는) 과체중과 비만의 구분은 혼란스러울 수 있다. 이는 체질량지수라는 측정치와 관련이 있다. 즉 킬로그램 단위 체중을 미터 단위로 따진 키의 제곱으로 나누는 것이다. 수많은 인터넷 계산기가 쉽게 당신의 체질량지수를 계산해준다. 체질량지수가 24 이상에서 30 이하면 과체중이고, 30 이상이면 비만으로 규정된다는 사실만 기억하면 된다.

오랜 통념에 따르면 지방이 남아도는 미국인들은 심장병, 당뇨병을 비롯해 다양한 암으로 사망할 위험이 높다. 또한 비만 관련 질환으로 죽지 않더라도 체중 때문에 여러 가지 불편한 결과가 예상된다. 바로 당뇨병 그리고 팔다리 가운데 하나를 잃거나 눈이 멀거나 신장에 문제가 생기는 등의 합병증 등이다. 이는 몇십 년간 변함없이 대다수 전문가들이 합의해온 시각이다.

플레걸의 연구가 막 등장했을 때, 일련의 책들(법률가, 언론인, 정치적 과학자, 그 밖의 의학계 외부 학자들이 저술한)이 발표되었는데, 모두 비만에 대한 종래의 통념에 도전했다. 비판자들 말에 따르면, 지방은 지금 우리가 믿는 것처럼 나쁘지 않았다. 더욱이, 그들의 말에 따르면 연구계에서 비만을 규탄하는 것은 얽히고설킨 금전 관계 때문이다. 과학자들이 제약회사 및 체중 감량 클리닉들과 복잡한 관계로 엮였기 때문이다.

비판적인 책들의 흐름은 지속되었다. 2007년, 베스트셀러《공포의 문화 (The Culture of Fear)》(2000)의 작가 배리 글래스너는《식품의 송가 : 여러분이 식품에 관해 안다고 생각하는 것은 모두 틀렸다》를 발표했다. 그는 다이어트를 하고 칼로리를 계산하기보다는 음식을 즐기려 애쓰면 더 행복하고 건강해질 거라고 주장한다. 매력적 주장이긴 하지만, 서던캘리포니아대학교의 사회학자인 글래스너는 그 주장이 진실인지를 입증하기 위해 어떤 조사 연구도 하지 않았다.

이 논쟁에는 높은 판돈이 걸려 있다. 정통 연구자들 말에 따르면 미국의 질병 예방 노력은 이른바 비만 유행병을 뿌리 뽑는 데 집중되어 있다. 만약 과체중이나 비만이 이런 연구자들이 말하는 것만큼 해롭다면, 관련된 의료 비용은 미국 경제에 실질적 걸림돌이 될 것이다. 질병통제예방센터는 비만으로 인한 의료비와 생산성 저하 비용이 2004년 기준 연간 750억 달러에 달한다고 추산했다. 연구자들은 미국이 뚱뚱해지는 것을 막으면 미국인들은 더 건강해지고, 더 오래 살고, 의료비를 덜 내게 될 거라고 말한다. 심지어 일자리 증가와 임금 상승으로 미국인의 경쟁력도 높일 수 있다는 주장이다.

(플레걸을 비롯한 비판자들이 제시했듯) 너무 뚱뚱한 것이 심장병을 비롯한 심

각한 병들의 중요 원인이 아니라면 미국인의 허리둘레를 줄이려는 노력은 완전히 방향을 잘못 잡은 셈이다. 비만 연구계를 이끄는 사람들 다수는 그러한 비판을 일축한다. "그건 완벽하게 헛소리예요. 그리고 왜 일부 사람들이 그렇게 잘못된 길에 접어드는지 설명하기는 아주 쉽습니다." 하버드 공공보건대학원의 영양학-역학 교수인 메이어 스탬퍼는 말한다. 스탬퍼와 같은 대학의 교수인 월터 윌렛(Walter Willet)은 지금껏 알려진 과체중이나 비만 위험과 관련된 지식 대부분의 토대가 된, 몇십만 명의 사람들을 대상으로 한 몇십 년 단위의 연구들을 수행해왔다.

스탬퍼는 플레걸의 연구를 비판자들이 저지르는 오류의 대표 격으로 인용한다. 그는 과체중과 낮은 사망률 사이에 연관 관계가 있는 것처럼 보이는 이유는, 플레걸이 잘못된 대조군을 사용했기 때문이라고 말한다. 그녀의 연구에서 마른 집단은 흡연자들과 만성 질환자들을 포함한다. 양측 다 사망 위험이 증가하지만, 말랐기 때문은 아니다. "아프면 당연히 살이 빠지고, 그러다 죽기도 하겠죠." 스탬퍼는 말한다. 흡연자나 만성 질환자와 비교하면 과체중인 사람은 실제보다 좋아 보이게 된다.

월렛은 브루클린칼리지의 연구자 제임스 그린버그(James A. Greenberg)가 실시한 2006년 11월 연구를 자신의 주장에 대한 근거로 인용한다. 그린버그는 플레걸과 비슷한 통계분석을 수행했는데, 이번에는 심각한 질병 전력 등의 요인을 조정했다. 그렇게 하자, 비만으로 인해 증가한 사망률 수치는 ('건강한' 체중의 사람들과 비교했을 때) 3배로 뛰었다. 또한 그는 과체중이 사망 위험

을 낮춘다는 플레걸의 발견과는 반대로, 단순히 과체중인 사람들의 사망 위험
도 심각하게 증가했음을 발견했다.

플레걸은 자신의 연구에서 만성 질환자들을 배제하지 않았음을 인정했다.
하지만 그 점을 감안해도 차이가 없었으리란 사실을 보여주는 추가 분석을
했다고 후속 보고서에서 주장했다. 그러한 불일치는 미묘한 통계적 논쟁을 불
러일으킨다. 그러나 분명한 것은, 플레걸의 논문이 과체중이 해롭다는 결론을
뒷받침하는 수많은 연구와 대조되는 소수의 연구 가운데 하나라는 점이다. 플
레걸이 반드시 틀렸다고는 할 수 없지만 확실히 다른 방향을 가리키는 더 많
은 주장이 있다.

월렛은 이 주장은 미국인들이 아무래도 비만의 위험에 관해 사기를 당해왔
다는 개념을 가장 최근에 재탕한 것뿐이라고 생각한다. 그는 말한다. "근 10
년에 한 번씩 이런 주장이 고개를 들고 과체중이 이롭다고 말합니다. 이런 생
각은 밟아 뭉갤 필요가 있습니다." 월렛의 연구에서는 심지어 이른바 건강 수
준 아래로까지 낮은 체중을 유지할 때의 심오한 이점들이 밝혀졌다.

많은 미국인들은 체질량지수를 25 이하로 내리는 데 어려움을 겪는다. 바
로 과체중과 건강한 체중의 경계선이다. 월렛의 연구에 따르면 살은 빼면 뺄
수록 좋다. 월렛은 체질량지수 20인 사람들이 체질량지수 25에 도달할 정도
로 살이 찌면 당뇨병 위험이 4배로 뛰었다고 말한다. "체질량지수가 30이 넘
으면 당뇨병 위험은 30~60배 높아집니다. 게다가 당뇨병은 되도록 안 걸리
는 편이 좋지요."

이처럼 상충하는 증거들로 비추어볼 때 최근의 통념은 어떨까? 월렛은 세 가지 수치에 주의를 기울이라고 말한다. 첫째, 체질량지수를 정상 범위 안으로 유지(20~24.9)하되 범위 아래쪽에 있을수록 좋다. 둘째, 20세 이후 체중 추이다. 갈수록 아동 비만이 흔해진다고 하지만 지금의 성인 대다수가 아마도 20세에는 정상 체중에 가까웠을 것이다. 그때로 돌아가려고 노력하라. 셋째는 허리둘레다. 20세 이후로 벨트 사이즈가 늘어났다면, 그것 역시 되돌려야 한다.

그의 말에 따르면 이런 세 수치들을 손보면 '막대한 건강상 이점'이란 결과로 돌아올 것이다. 살을 아주 조금 빼는 것조차 도움이 된다. "체중의 5~10퍼센트를 줄였다면 스스로에게 엄청난 선물을 준 겁니다. 한 발 더 내디뎌 5~10퍼센트를 더 뺄 수 있다면, 스스로에게 주는 또 다른 선물이 될 겁니다." 세세한 부분은 달라졌다 해도 이는 비만 연구자들이 몇 년 동안 전해 온 것과 똑같은 충고다.

3-5 비만 위험에 어떻게 대처할까?

데이비드 프리드먼

비만은 전국적 건강 위기를 부른다. 현재 알려진 것은 거기까지다. 지금 같은 동향이 지속되면 비만은 곧 흡연을 넘어 미국에서 조기 사망, 삶의 질 저하, 건강보험 비용 증가를 유발하는 최대의 단일 요인이 될 것이다. 질병통제예방센터에 따르면 미국 성인 3분의 1은 비만이고, 또 다른 3분의 1은 과체중이며, 미국인들은 매년 더 뚱뚱해진다. 《미국의학저널》은 매년 16만 건 이상의 '추가' 사망 건수가 비만 때문에 발생한다고 보고했다. 조지워싱턴대학교 연구진은 평균적 비만인 사람은 생산성 손실과 의료 비용 증가로 1년에 7,000달러어치 이상 사회에 손실을 입힌다고 말한다. 인종과 젠더에 따라 차이는 있지만 31.75킬로그램 이상 과체중인 사람 한 명의 평생 의료비만으로도 최고 3만 달러가 더해진다는 말이다.

이 모두는 시급히 다음과 같은 질문을 불러온다. 남아도는 살을 빼고 그 상태를 유지하는 것이 왜 그리도 어려울까? 그다지 어렵지 않을 것 같은데……. 체중 감량의 기본 공식은 단순하며 잘 알려져 있다. 칼로리 소비보다 섭취를 적게 하면 된다. 그렇게 하기가 쉽다면 비만은 미국에서 가장 많이 생활양식과 관련된 건강 문제가 되지 않았을 것이다. 사실, 기근 위협이 상존하던 환경에서 고에너지 식품을 섭취하도록 진화한 종이 마케팅 메시지들과 값싼 엠티 칼로리(empty calories)* 에너지원들이 넘쳐나는 풍족한 현대 세계에서 체중

＊영양소 없이 열량만 내는
음식.

을 감량하고 유지하기란 지독히도 어려운 일이다.

다이어트를 시도하는 거의 모든 사람이 장기적으로는 실패하는 듯하다. 미국심리학협회(American Psychological Association)가 2007년 다이어트 연구 31건을 검토한 결과, 다이어트를 시도한 사람들 최대 3분의 2는 2년 후에 다이어트 이전보다 체중이 늘었음을 발견했다.

과학은 이 전쟁에 거대 병기(兵器)를 동원했다. 미국국립보건원은 비만의 신진대사, 유전, 신경학적 토대를 이해하기 위한 연구에 연간 거의 8억 달러를 지출해왔다. 미국국립보건원의 비만 연구 기금을 위한 2011년의 제안서에 오른 다음과 같은 연구 수단들은 전망이 밝아 보인다. 구체적 조직에서 단백질의 기능을 보여줄 동물 모델들·뇌에서의, 그리고 뇌와 다른 기관들 간의 복잡한 신호 경로·비만 관련 유전자 변형 밝히기·신진대사를 조절하는 후생적 기전 등등이다.

이 연구는 단백질이 체내에서 상호작용하여 음식에서 에너지를 추출하거나 보내고, 지방을 생성하고 저장하는 방식에 관해 중요한 통찰을 제공해왔다. 뇌가 어떻게 배고픔의 신호를 보내는가, 왜 어떤 사람들은 선천적으로 다른 사람들보다 비만이 될 가능성이 높은가, 특정한 음식이나 유독물질들과의 접촉이 이런 요인들 가운데 일부를 조절하거나 누그러뜨리는가. 또한 이 연구는 제약회사들에 약품 개발을 위한 수많은 잠재적 목표를 제공해왔다. 불행히도 연구에서는 국가적 유행병을 해결하기 위한 노력은 진척시키지 않았다.

언젠가 생물학은 신진대사를 재조절하여 더 많은 칼로리를 태우거나, 내재

된 욕구를 재설정해 버거 대신 브로콜리를 좋아하게 만드는 알약 제조에 성공할지도 모른다. 그렇지만 그것이 실현되기 전에는 50년간 발전해왔고 몇백 건의 연구를 통해 효과가 있다고 입증된 믿음직한 행동심리학적 방법의 채택이 가장 좋은 접근법 아닐까. 시험을 통해 참이라고 입증된 이 기술들은, 다양한 범위의 개인들에게 더 큰 효과를 발휘하도록 새로운 연구를 통해 정비되고, 새로이 주목받는다. 미국국립보건원이 비만 연구를 위한 전략 프로그램에 이를 포함시키면서 "연구 결과들은 다이어트, 육체적 활동, 좌식 생활에 영향을 미치는 사회적·행동적 요인들에 관해 새롭고 중요한 통찰들을 내놓는다."

다이어트, 혹독한 고난과 느린 보상

학자들이 검증하는 과학 전문지, 베스트셀러 도서들, 신문과 블로그 등 다양한 출처에서 날마다 강물처럼 쏟아지는 권고들을 보면 비만과 과체중 문제의 절박함이 와 닿는다. 몇 킬로그램을 순식간에 영영 덜어줄 다이어트 요령이나 술수는 정녕 없을까? 이에 대한 갈망은, 살을 찌게 만드는 맛 좋은 음식에 대한 갈망을 충족시키는 것만큼이나 충족시키기 어려워 보인다. 대중은 딱 떨어지는 해결책을 믿고 싶어 하고, 언론은 새로운 과학적 발견을 잇따라 기사 제목으로 내보내면서 마치 해법을 찾은 양 장단을 맞춘다.

이런 기사 제목들의 토대가 되는 과학적 발견은 이따금 서로 모순되어 헷갈리게 만든다. 예를 들면, 《미국임상영양학저널》 9월호에 실린 한 연구는 유제품 섭취 증가와 체중 감소의 연결 고리를 하나 찾아냈지만, 2008년

5월《영양학리뷰(Nutrition Reviews)》에 실린 메타분석 결과, 그런 연결 고리를 전혀 발견하지 못했다.《직업과 환경 의학 저널(Journal of Occupational and Environmental Medicine)》2010년 1월호에 실린 논문은 직업 스트레스와 비만의 연관 관계를 상정했지만, 10월에《비만(Obesity)》지에 실린 보고서는 그런 연관 관계가 전혀 존재하지 않는다고 결론 내렸다. 비만 연구자들은 어떻게 보면 코끼리의 서로 다른 곳을 만지는 장님 같은 상황이어서 이런 문제에 한몫을 한다. 개별적 연구 결과들은 오로지 복잡한 퍼즐의 협소한 부분들만을 다룬다.

연구들을 종합해보면 비만 해결책이 이런저런 유형의 음식을 먹거나 어떤 단순한 행동을 하는 것으로 수렴되지 않음이 명확해진다. 비만 문제에 기여하는 요인들은 매우 많다. 우선 환경 요인이 있다. 친구들의 식습관, 가정과 지역 상점에서 쉽게 구할 수 있는 음식, 직장에서의 신체 활동 기회 등등. 생물학적 요인도 있다. 유전적으로 지방을 쉽게 저장하고, 포만감 기준치가 높고, 심지어 혀의 맛봉오리가 민감한 체질이 존재한다. 경제적 요인도 있다. 정크푸드는 신선한 농산물보다 훨씬 싸다. 마케팅도 한몫을 담당한다. 식품회사들은 인간의 사회적 본성과 진화 '프로그래밍'을 이용해 건강하진 않지만 자신들에게 이익이 되는 음식 쪽으로 우리를 몰아가는 데 거장이 되어왔다. 이는 "이걸 먹어라" 하는 식의 협소한 해법들이 다른 모든 단순한 해법들과 마찬가지로 실패하는 이유다.

다이어트와 운동 요법을 할 때면 활동 수위를 넘어 과식을 하게 만드는 이 모든 압박을 의지력으로 극복하려고 한다. 그러면서 날씬해지고 건강해진다는 보람을 느끼며 계속 나아갈 힘을 얻는다. 물론 살이 빠지면 보람을 느낀다. 그러나 불행히도 시간이 적이 된다. 살이 빠지면서 배가 고파지고, 식욕이 좋아지고, 운동하는 것이 짜증 난다. 한편 신진대사가 칼로리 소비를 줄이는 방법으로 이러한 박탈을 보상하려 하면서 체중 감량 속도는 더뎌질 수밖에 없다. 따라서 다이어트 요법을 지킴으로써 겪어야 하는 고난은 갈수록 혹독해지고 꾸준해지며, 예상되는 보상은 뒷걸음질쳐서 먼 훗날 주어진다. "먹는다는 보상과 어쩌면 몇 달은 기다려야 할 체중 감량이라는 보상 사이에 있는 간극은 커다란 시련이 됩니다." 존스홉킨스대학교 의과대학원과 케네디크리거연구소(Kennedy Krieger Institute)에서 비만을 연구하는 신경행동학자 강성우는 말한다.

다이어트 요법이 덜 힘들고 보상이 더 믿음직했다면 이를 잘 지켰을 가능성이 더 높다. 그렇게 만들 방법이 있을까?

생물학에서 뇌로

현재까지는 다이어트와 운동으로 적어도 보통 정도로 체중을 줄이고 그것을 유지하는 가장 성공적 방식은 행동 변화에 초점을 맞추는 프로그램의 이용이다. 몇십 년간 검증받은 행동 접근법은 주위 사람들에게 그리고 환경에서 촉진과 독려를 받는 가운데 사소하지만 다양하고 지속 가능한 식습관과 운동습관의 변화를 일구어나가는 것이다.

　체중 감량을 위한 행동 접근법을 뒷받침하는 연구는 반세기도 전에 하버드 대학교 심리학자 스키너(B. F. Skinner)가 발전시킨 행동분석학에서 비롯되었다. 이 분야는 과학자들이 한 인간의 뇌에서 어떤 일이 일어나는지 전혀 모른다는 생각을 토대로 태어났다. 심지어 마음속을 엿보는 첨단 기술인 기능적 자기공명영상(functional MRI)도 복잡한 회로 속 뉴런 몇십억 개의 상세한 점화를 그저 색 몇 방울로 축소하는, 상당수를 해석에 의존하는 조야한 인지와 감정의 프록시(proxy : 대리물)일 뿐이다. 그렇지만 육체적 행위는, 연구자들이 그 행위가 일어나는 즉각적 환경을 객관적으로 관찰, 측정하는 것이 가능하며 재현도 할 수 있다. 이는 환경과 행동의 연결 고리를 밝히는 실마리가 되어준다. 특정한 행동을 전형적으로 촉진하거나 촉발할 가능성이 있는 사건이나 상황을 파악하려는 노력, 보상으로 인해 어떤 행동을 강화하는 요인과 징벌적이라서 어떤 행동을 억제하는 요인을 인지하는 것도 이에 포함된다.

　다양한 장애나 문제 행동에 대한 행동 개입의 효과에 대해서는 광범위한 문헌 근거가 존재한다. 2009년《아동과 청소년 심리학 임상저널(Journal of Clinical Child & Adolescent Psychology)》에 실린 한 메타분석은 "자폐 아동들에게는 초기에 집중적 행동 개입을 적용해야 한다"고 결론 내렸다. 미국 질병예방특별위원회(Preventive Services Task Force)가 후원한 한 체계적 검토 결과는 심지어 짧은 행동적 상담 개입만으로도 4년이라는 기간 동안 문제적 음주자들의 주량이 13퍼센트에서 34퍼센트까지 줄었음을 발견했다. 검토 연구를 통해 말더듬증 개선, 운동선수의 능력 향상, 직원 생산성 향상 등 다양한 분야에서 행동 개입을 통해 성공을 거둔 이와 비슷한 결과가 발견되었다.

　비만과 싸우기 위해, 행동 분석은 관련된 환경 영향을 검토한다. 외부 요인 중에 무엇이 과식이나 정크푸드 섭취를 부추기고 무엇이 건강한 식사를 독려하는가? 타인의 행동이나 발언이 건강에 이롭지 않은 식사를 만드는 경우는? 장기간 건강하게 먹으면 장기적으로 어떤 보상이 주어지는가? 어떤 요인이 높은 활동성을 강화하는가? 일찍이 1960년대부터 행동에 초점을 맞춘 비만과 다이어트 연구에서는 체중 감량과 유지에 도움이 된다고 보이는 몇 가지 기본 조건을 파악했다. 칼로리, 운동, 체중을 엄격하게 측정·기록하고, 심한 변화보다는 점진적이고 가벼운 변화를 도모하며, 주요 식품군을 배제하기보다는 지방과 설탕 함유가 적은 균형 잡힌 식단을 짜고, 명확하고 가능한 목표들을 정할 것. 단기적 다이어트보다는 평생 습관에 초점에 맞출 것. 특히 다이어터들은 그룹에 참여하여 격려와 칭찬을 받으면 도움이 된다.

　이런 전략이 이제는 낡아빠진 상식적 충고로 들린다면 아마도 거의 반세기 동안 웨이트 워처스(Weight Watchers)가 이를 널리 알려왔기 때문이리라. 1963년, 다이어터들에게 지지 그룹을 제공하기 위해 창립된 웨이트 워처스는 행동 연구에서 발견한 사실에 다양한 접근법과 충고를 접목해왔는데, 이는 '행동 조절' 프로그램으로 불린다. 영양학 연구자이자 웨이트 워처스의 수석 과학 책임자 카렌 밀러 코바크(Karen Miller-Kovach)는 말한다. "체중 감량 방법의 세부 사항이 어떻게 다르든 간에 비밀 소스는 언제나 행동을 바꾸는 겁니다. 이는 학습 가능한 기술입니다."

행동 중심 체중 감량법을 뒷받침하는 여러 연구가 있다. 미국 보건복지부 용역으로 실시된 2003년의 한 보고서에 따르면 "상담과 행동을 통한 방법으로 소량에서 중간 정도의 체중 감량이 최소한 1년간 지속되었습니다." 체중 감량 분야에서 1년은 영겁과 같은 시간이다. 2005년 《내과학연보(Annals of Internal Medicine)》는 여덟 가지 대중적 체중 감량 프로그램에 대한 분석 결과를 발표했는데 이에 따르면 유일하게 효과 있는 프로그램은 (2010년 채점 방식을 정비하기 이전의) 웨이트 워처스뿐이었다. 이 프로그램을 통해 2년간 3퍼센트가 체중 감량을 유지했다. 한편 2005년 《미국의학저널》에 실린 한 연구는 몇 가지 대중적 다이어트 요법들 중 웨이트 워처스가, (웨이트 워처스처럼 균형 잡힌 단백질, 탄수화물, 지방 식단을 권하는) 존 다이어트와 더불어 1년간 다이어트를 엄수한 사람들의 백분율(65퍼센트)이 가장 높은 프로그램이었음을 발견했다. "다이어트 유형보다는 엄수 비율이 임상 효과를 결정하는 핵심 요인이었다." 2010년 《소아과학회(Journal of Pediatrics)》에 실린 한 연구는 행동 치료를 받는 아동들이 그렇지 않은 아동들에 비해 1년 후 체질량지수를 1.9~3.3 더 낮게 유지했음을 밝혔다(체질량지수는 신장 대 체중의 비율을 나타내는 수치로 18.5 이하는 체중 미달이고 25 이상은 과체중이다) 《소아과학회》의 보고서는 "한정된 증거에 따르면 이처럼 개선된 상태는 치료가 끝나고 12개월간 유지될 수 있다"고 알려주었다. 2010년 《비만》지에 실린 한 연구는 행동에 초점을 둔 전국적 비영리 체중 감량 조직 '합리적으로 살을 빼세요(Take Off Pounds Sensibly, 이하 TOPS)'에서 지속적으로 활동하는 회원들이 3년이라는 연구 기간 동안 5~7퍼센트의 체중 감량을 유지했음을 발견했다. 영국의료협회(U. K.'s Medical Research Council)는 지난해, 자체적인 장기 연구(웨이트 워처스에서 연구 기금을 댔지만 참여는 하지 않았다) 결과 행동 원칙에 기반한 프로그램이 다른 접근법에 비해 체중을 줄이고 유지하는 데 도움이 될 가능성이 높다고 선포했다.

하지만 웨이트 워처스와 대중을 위한 그 밖의 대량 판매용 프로그램들이 행동 기술의 전 범위를 채용하고 이를 다양한 개인의 요구에 맞추기는 어렵다. 그들은 개인에게 일상적 자문을 제공하거나, 특수한 문제에 맞게 권고를 수정하거나, 한 회원의 가정·직장·공동체의 환경 요인을 평가하거나, 회합에 오지 않는 회원들에게 먼저 다가가는 일을 할 수가 없다. 또한 회원들이 극적이고 빠른 단기적 체중 감량을 시도하거나 일부 식품군을 통째로 배제하는 것을 막을 도리가 없다. 뿐만 아니다. 심지어 영리를 추구하는 회사인 웨이트 워처스는 더러 이런 자가당착적 개념들을 마케팅과 혼합하기도 한다. "모교 방문의 날을 위해 4.5킬로그램을 빼겠다고 우리를 찾아오는 사람도 있습니다." 웨이트 워처스의 밀러-코바크는 말한다. "그 목표를 달성하고는 발길을 끊지요."

이러한 간극을 없애려고 많은 연구자들이 최근 몇 년 동안 행동 기술의 개선, 확장, 개인화에 주력했고, 고무적 결과를 이끌어냈다. 예를 들면 시먼스칼리지 행동분석대학원의 과장이자 하버드의과대학교 교수인 마이클 캐머런(Michael Cameron)은 이제 행동적 체중 감량 요법에 연구 초점을 맞춘다. 행동분석학자들은 일반적으로 개인화를 통해 더 밀접하게 개입하고, 개인적 효과를 관찰하려고 아주 작은 그룹, 심지어 피실험자 1인을 대상으로 연구를 실시한다. 1년째 진행 중인 4인 연구에서 피실험자들은 온라인 영상 회담으로 그를 만나 강화하고, 체중 측정 결과를 무선 네트워크로 전송하며, 칼로리를 줄이고 개인적 식품 선호를 반영해서 식단을 최적화한다. 가장 좋아하는 음식은 운동에 대한 보상으로 이용된다. 현재까지 피실험자들은 체중의 8~20퍼센트를 감량해왔다.

퍼시픽대학교의 행동분석학자 맷 노먼드(Matt Normand)는 피실험자들의 칼로리 섭취와 소비를 한층 정밀하게 추적하는 방법을 찾는 데 초점을 맞추어왔다. 예를 들면 식품 구입 영수증을 모으고, 무엇을 먹었는지 기록하는 식품 목록을 제시하고, 다양한 유형의 만보계를 비롯해 육체 활동 측정 도구를 제공하는 식이다. 이렇게 한 후 피실험자들에게 칼로리 흐름에 대한 상세한 설명을 하루 단위로 제공했는데, 발표된 결과에 따르면 피실험자 4명 중에서 3명이 칼로리 섭취를 권고 수준 아래로 떨어뜨렸다. 매사추세츠대학교 의과대학 슈라이버연구소(Shriver Center)의 연구자 리처드 플레밍(Richard Fleming)은 《비만》지에서 부모들이 자녀의 건강한 선택을 독려하는 방식을 살펴보았다. 그는 접시를 기준으로 적절한 1인분 크기를 측정하는 법을 부모들에게 알려주는 방법이 특히 유용하다는 사실을 발견했다. 성공을 위한 플레밍의 또 한 가지 요령은 아이들이 식품점에서 작은 과자를 고르게 하는 것이다. 다만 가게까지 걸어서 간다는 조건하에. "실제로 아이들은 그 같은 활동에 대한 보상에 반응합니다"라고 그는 말한다.

행동에 관한 개입은 왜 효과적일까? 맥길대학교 경영학과에서 생활양식 심리학과 마케팅을 연구하는 로레트 뒤베(Laurette Dubé)는, 현재 우리는 세련된 마케팅에 둘러싸여 잘못된 정보에 취약한 상태를 악용당하고, 감각을 만족시키려는 욕구의 먹잇감이 된다고 말한다. 더욱이 우리는 친구와 가족, 동료의 형편없는 식사와 운동 습관들을 따르는 경향이 있다. 기본적으로, 행동 개입은 정보와 만족, 사회적 독려를 원하는 우리의 욕구를 통해 건강한 음식과 운동을 선택하는 방향으로 스스로를 이끌어가는 환경 변화를 촉구한다. 뒤베는 말한다. "올바른 메시지를 충분히 전달받는다면 필요한 것보다 더 많이 먹으려는 욕구에 저항할 가능성이 높습니다."

공공 정책에서 나타나는 변화의 기미

행동에 관한 방법이든, 그렇지 않은 방법이든 간에 비만 문제에 관한 만능 해법은 없다. 행동 개입은 개인화되었을 때 가장 효과가 좋지만 웨이트 워처스와 TOPS 등의 대중적 행동 접근법 또한 꽤 효과적이다. 그렇다면 왜 더 많은 사람들이 이를 이용한 체중 감량을 시도하지 않을까? 가장 큰 이유는 단순하다. 사람들이 가입하지 않기 때문이다. 체중 감량을 원하는 사람들은 대체로 유행하는 다이어트법 또는 보조식품에 열중하거나, 유전자 수준에서 이미 비만이 결정된다고 배웠다. 지금까지는 가장 대중적인 행동 요법 체중 감량 프로그램인 웨이트 워처스의 북미 회합 참여 회원은 겨우 60만 명에 그친다. 미국의 비만 인구 100명 중 한 명도 안 되는 사람과 과체중 인구 200명 중 한 명도 안 되는 사람들만이 공식적 행동 교정 프로그램에 참여한다는 뜻이다.

그러나 공공 정책에서는 변화 기미가 보인다. 미국 군의관총감국(Surgeon General's office)과 질병통제예방센터 모두 행동 접근법을 이른바 비만과의 전쟁에서 주된 무기로 보고 관심을 기울여왔다. 대통령 부인 미셸 오바마의 아동 비만 대항 캠페인으로 유명한 '렛츠 무브'는 거의 전적으로 행동에 관한 체중 감량 권고로만 이루어졌다. 즉 아동들이 칼로리가 낮은 음식을 먹고, 활동적 생활을 즐기도록 독려하는 방식을 찾는 것이다. 최근 샌프란시스코에서는 해피밀 장난감 금지법이 제기되었다. 이는 많은 공직자들이 식품 산업이 비만을 부추기는 마케팅 전술로 환경 오염을 하지 못하도록 압박할 준비를 한다는 뜻일지도 모른다. 백악관은 과체중 인구가 많은 가난한 공동체들이 건강한 음식을 사도록 유인책을 제공하고 건강한 음식 구입을 쉽게 하게 만들려고 과일과 채소의 가격 보조금을 제공해왔다. 뉴욕 시장 마이클 블룸버그(Michael R. Bloomberg) 등은 다른 방향에서 그 문제에 접근했다. 이들은 고가당음료 구매 억제를 위한 식품 보조금 프로그램 개정을 옹호해왔다. 워싱턴 D. C.는 가당음료에 대한 6퍼센트 과세를 법규화했다. 뉴욕 시는 저소득층 가족에게는 농산물 직거래 장터에서 사용하는 농산물 쿠폰을, 상점에는 건강한 식품 제공을 위한 인센티브를 제공해왔다.

정부를 압박해 보행자와 자전거 이용자, 계단 이용자에게 친화적인 주택

지구와 건물을 조성하도록 조닝(zoning)과* 건 　*도시계획이나 건축설계 시
축 규약을 수정하게 하려고 노력 중인 일부 전문 　용도와 법적 규제에 따라 기
가들도 있다. 루이지애나주립대학교 의과대학에 　능별로 공간을 나누고 배치하
　는 일.

서는 2009년, 계단 이용이 겨우 2.8퍼센트만 증가해도 1년에 거의 450그램을 뺄 수 있을 거라는 연구 결과를 내놓았다. "활동 수준과 건강한 체중의 상호 관계는 모든 비만 연구 결과에서 가장 확실한 축에 속합니다." 저명한 심리학 자이자 샌프란시스코 소재 캘리포니아퍼시픽병원의 체중 관리 프로그램 산하 행동 프로그램 소장 윌리엄 하트먼(William M. Hartman)의 말이다.

비만 치료에 대한 접근이 쉬워지는 경향 또한 도움이 될 것이다. 많은 과체중 인구에게 필요한 것은 어쩌면 온라인을 통한 행동 감시와 지지, 그리고 진척 상태를 공유하는 수단뿐일 수도 있다. 이러한 것들이 어느 정도 효과가 있음이 연구 결과 입증되었다. 캐머런이 개발 중인 것처럼 그보다 훨씬 더 집중적이고 개인적인 개입이 필요할 수도 있다. 경제적으로 불우한 사람들이 특히 더 비만 위험에 노출되었음을 감안하면, 이런 프로그램에 가입할 때 정부와 의료보험에서 보조금을 제공하는 방안도 생각해볼 수 있다. 행동 치료자와 일주일에 1회 접견하는 데 50달러가 든다면 일 년에 대략 2,500달러가 드는데, 이는 비만으로 인한 연간 사회적·의료적 비용인 7,000달러의 3분의 1을 다소 웃도는 정도다. 그러한 치료를 통해 영구적으로 새로운 식사와 운동 습관이 자리매김하는 데는 1, 2년이면 충분하다. 반면 그로 인한 비용 절감 효과는 평생 지속될 것이다.

이 같은 건강한 선택지를 제시하는 정부의 노력을 대중이 받아들일지는 아직 알 수 없다. 공공 보건에 관한 계획에 특히 친화적인 공동체로 유명한 샌프란시스코에서 해피밀을 금지하려던 계획은 대중의 분노를 불러일으켰고, 개빈 뉴섬(Gavin Newsom) 시장은 거부권을 행사했다. 학교 식당에서 건강한 음식을 제공하자는 렛츠 무브 캠페인이 지나친 오지랖이라며 날 선 비판을 하는 사람들도 있었다. 언젠가는 이런 노력들이 전국에 확산되어 실행된다 해도, 비만이 크게 줄어들 거란 보장은 전혀 없다. 현재의 비만율은 지구 역사상 전례가 없는 수준이므로 다중적 행동 변화를 위한 실험만이 대대적 해법이 될 것이다. 연구에 따르면 그러한 대규모 실험은 비만 해결법 중 가장 전망이 밝고 성공할 희망도 있어 보인다. 갈수록 더 많은 과학자와 공공정책 전문가, 정부 관료들이 이의 출범에 열의를 보인다는 걸 감안하면, 어쩌면 앞으로 10년 안에 최초의 결실을 손에 넣을지도 모른다.

4

당뇨병을 규정하다

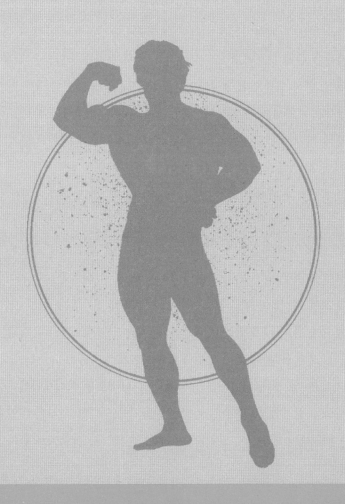

4-1 염증과 당뇨병의 관계

멜린다 웨너 모이어

미국인들 거의 2,100만 명이 제2형 당뇨병으로 고생하며, 매년 80만 명이 추가로 진단을 받는다. 과학자들은 이러한 증가세에 유의하면서 이 병과 관련된 퍼즐 조각들을 한데 모으려고 노력한다. 당뇨병에 걸리는 사람들은 전형적으로 비만이고, 만성 염증으로 고생하고, 인슐린 저항성을 보인다. 인슐린은 혈액에서 당분을 제거해 에너지로 저장하는 호르몬이다. 오랫동안 아무도 이 세 가지 특성이 어떻게 관련되는지, 또는 관련이 있는지조차 정확히 알지 못했다. 그렇지만 최근의 몇몇 연구는, 그들이 특수한 염증성 면역세포들의 활동과 하나의 결정적 유전자를 통해 불가분의 관계로 연결되었음을 짐작케 한다. 그리고 그 관계를 이해하면 새로운 치료의 문을 열 거라는 희망을 품게 한다.

몇십 년 전에 과학자들은 제2형 당뇨병 환자들이 과도하게 활발한 면역 반응을 보이는 것을 발견했다. 그들의 신체는 염증성 화학물질로 가득했다. 1990년대 초에 하버드대학교 연구자들은 종양 괴사 인자 알파(TNF-alpha)라는 면역에 관련된 주된 요인을 집어냈는데, 이는 면역세포에서 분비되는 화학물질이다. 그런 화학물질들은 일반적으로 사이토카인(cytokine)이라고 불린다. 과학자들은 제2형 당뇨병을 가진 쥐들의 지방세포는 사이토카인 수치가 높다는 사실을 발견했으며 사이토카인을 만들지 못하도록 조작한 비만 쥐들에게서는 당뇨병이 발병하지 않았다. 연구자들은 그 후 종양 괴사 인자 알파

(일반적으로는 염증)가 인슐린 신호 전달 경로를 억제하는 몇몇 단백질의 발현을 활성화하고 증진한다는 사실을 밝혀냈다. 그렇게 되면 인체가 인슐린에 덜 반응하고 인슐린 저항 위험성이 높아진다.

그렇다면 무엇이 염증을 야기할까? 제2형 당뇨병은 정상 체중인 환자에게서도 발병할 수 있지만, 대다수 과학자들은 이 병의 원동력이 '비만'이라는 데 동의한다고 캘리포니아대학교 샌디에이고캠퍼스의 내분비학자 제럴드 올레프스키(Jerrold Olefsky)는 말한다. 그는 체중 증가로 인해 팽창한 지방세포들이 더러 혈류에서 충분한 산소를 얻지 못해 죽어간다고 설명한다. 세포의 죽음은 면역세포들을 현장으로 불러모은다.

인슐린 저항 역시 염증을 유발한다. 온라인판 《당뇨병(Diabetes)》지에 발표된 연구에서, 피츠버그대학교의 헨리 동(H. Henry Dong)과 동료들은 FOXO1이라는 한 단백질이 또 다른 핵심 염증 사이토카인인 인터류킨 1-베타(interleukin 1-beta)를 발현시키는 마스터 스위치 역할을 한다는 것을 보여주었다. 이는 또한 인슐린 신호도 교란한다. 인슐린은 보통 FOXO1을 지속적으로 점검하며 분해의 표적이 될 수 있도록 핵에서 제거함으로써 "FOXO1을 급속히 억제한다"고 헨리 동은 설명한다. 하지만 인슐린 저항성이 생긴 사람의 췌장세포는 더는 그 저항을 극복할 정도로 충분한 인슐린을 생산하지 못하고, FOXO1의 활동은 증가한다.

헨리 동의 연구 결과는 염증과 인슐린 저항성이 양성 피드백 고리를 통해 서로를 강화한다는 것을 짐작케 한다. 그리고 실제로 그 둘은 함께 붙어 다닐 때가 잦다. 예컨대 염증성 질환인 류머티즘성관절염은 인슐린 저항성 발달 위험을 높인다고 동은 설명한다.

이러한 연구 결과가 새로운 치료법 개발로 이어질 수도 있다. 헨리 동은 "우리는 FOXO1의 활동을 억제할 분자와 대항체를 만들려고 노력합니다"라고 말한다. 그것은 당뇨병 치료에는 충분하되, 체내에서 FOXO1이 하는 다른 역할들을 방해할 정도여서는 안 된다. FOXO1은 근육세포 성장을 돕는 등 일정한 역할을 맡기 때문이다.

사이토카인을 분비하는 면역세포들을 표적으로 삼는 과학자들도 있다. 컬럼비아대학교와 밀레니엄제약사(Millennium Pharmaceutical) 연구자들은 2003년, 제2형 당뇨병을 가진 사람들의 지방 저장고에 수많은 대식세포, 즉 병원균을 잡아먹는 것을 주 역할로 하는 면역세포가 비축된 것을 발견했다. 올레프스키와 동료들은 이후 이런 대식세포들을 생산할 수 없도록 유전적으로 조작된 생쥐들을 만들어 "그 생쥐들이 뚱뚱한데도 비만을 유발하는 인슐린 저항성에서 보호되었음"을 보여주었다. "그러므로 대식세포 염증 프로그램을 억제하는 덜 해로운 방식을 인간에게서 찾아낼 수 있다면 치료법이 되리라 짐작합니다." 핵심은 그런 약물이 확실하게 필수적 면역 활동을 방해하지 않게 하는 것이라고 올레프스키는 말한다.

어쩌면 지금 남은 가장 큰 의문은 염증이 늘 인슐린 저항성에 선행하느냐일 것이다. "어느 쪽이 먼저인지는 아무도 모릅니다." 보스턴에 있는 브리검여성병원의 전염병학자 아루나 프라드한(Aruna Pradhan)은 말한다. 인슐린 저항성이 먼저 발달한 후 그 인슐린 저항성이 FOXO1에 미치는 영향을 통해 염증을 유발할 수도 있다. 헨리 동이 말한다. "닭이 먼저냐, 달걀이 먼저냐죠."

염증과 인슐린 저항성 말고 생각해야 할 요인들은 많다. 유전자와 영양 등 환경적 영향력도 당뇨병에 일익을 한다. 2009년 9월, 프라드한과 동료들은 《미국의학저널》에 놀라운 연구 결과를 발표했다. 인슐린 저항성을 낮추는 약물들이 염증 수치에 거의 영향을 미치지 않는다는 내용이었다. 기묘하게도, 플라세보를 복용한 피실험자들은 약물을 복용한 피실험자들에 비해 연구 말미에 더 적은 염증 신호를 보였다. 여기서 요인들의 복잡한 상호작용을 짐작할 수 있다. 그러니 과학자들이 염증과 당뇨병에 대해 더욱 명확한 그림을 그리게 된다 해도, 계속해서 새로운 퍼즐 조각들이 나타나 이미 충분히 복잡한 질병에 수많은 복잡성을 더할 듯하다.

캐서린 하먼

일부 개인들의 유전체 샘플에 대한 정밀 검사를 통해 연구자들은 유전자의 종류와 특정한 병의 연결 고리를 찾아낼 수 있다. 이런 '전장유전체연관분석연구(genome-wide association study)'는 류머티즘성관절염, 조울증, 크론병, 당뇨병 등의 질환에 선천적으로 취약한 사람들의 유전자 가운데 일부를 식별해냈다. 이로써 새로운 연구와 더 나은 치료법을 위한 발판이 마련되었다.

그러나 수많은 복잡한 질병의 경우 유전학은 오로지 일부분만을 말해준다. 식단과 화학물질 접촉 등 환경 요인은 다양한 질병의 발병 위험을 결정하는 데 갈수록 두드러지는 요인이 된다. 하지만 이러한 환경 접촉은 오래전부터 유전학과 동일한 특이성(specificity)으로 처리하기에는 너무 미묘하고 가변적으로 여겨졌다.

스탠퍼드대학교의 한 연구팀은 그러한 추세를 바꿀 수 있기를 희망한다. 《PLoS ONE》에 발표된 한 연구에서는 제2형 당뇨병에 대한 새로운 '환경기반위험요소검진(environmental-based risk factor screening)' 방법을 설명하는데, 이 기술을 '환경기반연관분석(environmental-wide association study)'이라고 부르기도 한다(또는 '전장유전체연관분석연구'의 약칭인 GWAS를 따서 EWAS라고도 부른다). 이는 제2형 당뇨병을 비롯한 여러 질병의 새로운 환경적 연결 고리를 밝힐 것을 약속한다.

"모두가 그 병의 유전적 원인에 초점을 맞추어왔습니다." 스탠퍼드대학교 생물의학 정보공학과 소아과 부교수 아툴 부트(Atul Butte)는 말한다. 그는 "유전으로 설명할 수 있는 위험의 적은 부분으로는 불충분합니다"라고 지적한다.

미국인 2,360만 명이 겪는 제2형 당뇨병의 유전적 신호는 한 개인에게서 두드러지게 나타나는 위험의 많은 부분을 설명하지 못했다. 고당분 섭취와 운동 부족 등 거시적 생활양식과 관련된 요인이 당뇨병 위험을 증가시킨다는 것이 입증되긴 했지만, 부트와 그의 동료들은 만족하지 않았다. 그는 묻는다. "당뇨병에 한몫하는 다른 환경적 요인은 없다고 확신할 수 있을까요?"

266가지 환경적 변수와 전국 단위의 건강 설문에 참가한 몇천 명의 제2형 당뇨병을 새로이 분석함으로써, 부트와 연구팀은 폴리염소화비페닐(polychlorinated biphenyls : 지금은 미국에서 금지되었지만 구식 콘덴서, 유리섬유와 접착제 등에는 여전히 들었다)을 포함한 용의자들을 확정했고, 살충제 제품 1종, 흔한 비타민 E 1종 등 새로운 요인도 찾아낼 수 있었다.

환경을 위한 생물정보학

사람이 평생 접촉하는 환경 요인은 끝이 없으므로, 한 개인의 일평생에 걸친 접촉 기록을 평가하기란 불가능해 보인다. 하지만 부트와 그의 동료들은 (미국 질병통제예방센터가 집행한) 국민건강영양조사의 데이터를 바탕으로, 환경 요인에 대한 확실한 정보와 개인의 건강, 질병 진단, 공복혈당 수치(당뇨병의 존재를 보여주는 지표)를 얻을 수 있었다.

환경 요인의 연구 목록은 결코 포괄적이지 않았지만, 화학적 변수들은 유전학자들이 유전자 칩에 적용하는 단일 핵산염기 다형현상(single-nucleotide polymorphisms, 이하 SNP)과 동일선상에서 분석될 수 있었다. "모든 변수를 다 룰 수는 없습니다." 부트는 유전체 연구자들을 두고 말한다. 그렇지만 하나의 스캔이 실제로 한 특정한 SNP를 집어내면, 그것이 구체적으로 검진되지 않은 다른 몇십 가지를 대표할지도 모른다. 그러니 유전학과 EWAS 모델 둘 다 포괄적인 목록을 제공하기보다는 화학물질들이나 SNP들의 "전 범주를 보아야 한다"는 것을 알려주는 신호를 탐지할 수 있다고, 그는 말한다.

부트의 설명에 따르면 그 프로젝트는 그 연구의 지도 저자로서, "환경에 생물정보학을* 이용할" 방법을 알고 싶어서 부트와 접촉한 스탠퍼드대학교 대학원생 시라그 파텔(Chirag Patel)의 생각에서 비롯되었다.

파텔은 질병통제예방센터의 건강 설문 데이터베이스에서 수집한 관련 정보를 평가하는 컴퓨터

*방대한 생물의 유전자 정보를 분석하고자 컴퓨터를 통해서 각종 생명 정보를 처리하는 학문.

프로그램을 작성했다. 연구팀은 연령·성별·체질량지수·인종·사회경제적 지위를 통제한 후 폴리염소화비페닐 수치가 높은 사람들이 제2형 당뇨병에 걸릴 확률이 15퍼센트 더 높다는 결과를 발견했다. 이전 연구에서도 나타났던 상호 관계였다. 또한 고수치 베타카로틴이 보호 효과를 발휘하는 듯한 결과도 나왔다. 이는 당뇨병 발병 위험을 약 9퍼센트 떨어뜨렸다(비록 임상 시험으로 입증되지는 않았지만 또 다른 연결 고리가 나타난 연구도 있다).

가장 놀라운 것은 살충제와 한 가지 흔한 비타민 E의 유형에서 이전에 발견된 화학물질이었다. 그 수치는 특정한 개인의 당뇨병 발병 확률에 영향을 미치는 듯했다. 헵타클로르에폭사이드(heptachlor epoxide)는 1980년대에 미국에서 금지된 살충제 성분이다. 하지만 여전히 토양과 수원에서 검출되며 음식을 통해 모유를 오염시킬 수 있다. 이 물질이 고수치일 때 제2형 당뇨병 발병 위험이 7퍼센트가량 높아지는 듯했다. 그리고 과일, 견과류, 채소에 함유된 낮은 수치의 감마-토코페롤 형태의 비타민 E는 제2형 당뇨병이 발생하지 않을 확률을 7퍼센트 높이는 것으로 보였다.

EWAS를 통해 발견된 연결 고리가 폴리염소화비페닐에 노출되거나 과일을 많이 먹는다고 해서 개인이 당뇨병에 걸릴 위험이 높아진다는 것을 확증하진 못한다. 인과관계는 오로지 오랜 기간 개인을 추적하는 장기 연구를 통해서만 확립될 수 있다. 이런 연결 고리들은 질병 인구에 속한 사람들이 다양한 화합물 처리에서 어떤 생물학적 차이를 갖는지 보여줄 수도 있다. 부트는 이러한 연결 고리의 본질을 더 잘 이해하려면 실험실과 인구 기반 연구에서 더 많은 조사가 필요하다고 지적한다.

새로운 끈들

유전자 마이크로어레이(genetic microarray)의*
스캐닝처럼 이러한 환경 영향 요인을 대규모로
측정함으로써 연구자들이 미처 검사할 생각을 못

*한 생물체의 전체나 일부 유전자에서 유전자 발현량을 측정하는 도구.

했던 새로운 연결 고리를 드러낼 수 있다. '석면과 암' 또는 '비타민 D 결핍과
골다공증' 등 이미 다수의 화학물질, 복합물질과 질병의 연관성이 밝혀졌다.
폭넓은 접촉 범위를 훑어봄으로써 새로운 고리를 발견하고 더 나은 치료와
예방은 물론, 질병의 생물학적 기전에 대해 잘 이해할 수도 있다.

부트는 말한다. "특정한 화학물질을 더 자세히 연구해야 합니다. 이것이 단
서가 되어줍니다."

이런 수준의 연구는 또한 장차 환경과 유전적 요인을 더욱 통합적으로 조
사할 길을 닦아준다. "이러한 요인들 다수가 상호작용합니다." 그러면서 부트
는 잊지 않고 주의를 준다. "그 상호 관계는 믿을 수 없을 만큼 복잡합니다."
비록 부트가 자신의 연구팀의 분석 시스템이 전장유전체연관분석과 즉각 통
합되리라 기대하진 않지만, 그와 동료들은 보고서에서 지적한다. "EWAS의
결과들은 병인에 대한 새로운 통찰을 제공하기 위한 유전 연구에서 어떤 환
경 요인을 측정할 필요가 있는지 잘 알려준다."

유전학 따라잡기

전염병학자들은 몇십 년 전부터 환경 노출과 발병의 관계를 조사해왔다. 하지

만 화학물질 유출 사고 등 특수한 사건에 주로 의존하거나 다양한 조건에서 두드러지는 요인들을 찾아왔다고 부트는 지적한다. 따라서 환경 연구를 할 때 대체로 "15년 전의 유전학과 동일한 방식으로… 하나씩하나씩" 확인하는 데 머물렀다.

대규모 인구 기반 평가에서는 다른 방식이 가능하다. 질병에 대한 환경의 역할을 알아내는 속도와 폭 모두가 달라질 수 있다.

부트는 생명공학 회사들이 조만간 환경 요인에 대한 병렬 검사를 수행할 칩들을 만들어내지 않을까 기대한다. 그것은 빠르고 값싸게 이용할 수 있는 요즘의 유전자 칩들과 비슷할 것이다. 이를 통해 비교적 단순한 혈액과 소변 표본을 분석한 결과를 바탕으로 생물학적 평가를 내리면 된다. 부트는 말한다. "즉 이러한 검사 다수는 병렬식으로 실시할 수 있습니다."

그의 말에 따르면 목표는 "환경에 대한 연구를 유전학 수준으로 끌어올리는 것"이다.

두 분야의 간극은 이미 좁혀지는 중인지 모른다. 유전자 쪽 다수의 변수들은 후성유전학을* 비롯한 더욱 미묘한 역학과 더불어 매일 불어나는 듯하다.

*DNA 염기서열 자체의 변화가 아닌 DNA 주변의 단백질 변화와 DNA의 부분적 변화 등을 연구하는 학문.

그러는 동안 부트와 그의 팀은 이미 EWAS를 통해 콜레스테롤과 지질 수치 등 복잡하고 흔한 다수의 조건에 공격의 포문을 열었다. 그들은 이미 여러 가지 환경적 접촉과 관련해 콜레스테롤과 지질 수치에서 고수치가 나타나는 것을 눈치채고 있다.

그는 "그 일부는 믿기 어려울 만큼 흥미롭다"고 말한다.

부트는 새로운 검사 결과들을 보면 환경과 후성유전학이 긴밀하게 협력할 필요성이 두드러진다고 말한다. 그와 동료들은 그러한 발견들이 질병의 위험이라는 맥락에서 유전학과 환경이 연구되는 방식을 "재고하고 재구축할 것을 요구한다"라고 논문을 끝맺으면서 이렇게 썼다. "환경요인학(enviromics)을 도입할 때가 무르익었다."

4-3 당뇨병의 수수께끼 : 왜 제1형 당뇨병 발병이 치솟는가

마린 맥케나

공공 보건 공무원들이 미국과 전 세계에서 치솟는 당뇨병 발병률에 관해 우려를 토로할 때, 그들이 이야기하는 것은 대체로 제2형 당뇨병이다. 전 세계에서 거의 3억 5,000만 명에 이르는 당뇨병 인구 중 약 90퍼센트는 제2형이다. 이 병은 주로 40대, 50대에 문제를 일으키기 시작하며, 과도한 체중 때문에 혈당을 조절하는 신체 기능에 문제가 생겨 유발되는 스트레스가 그 한 요인이다. 미국 인구 중 약 2,500만 명이 제2형 당뇨병에 걸렸고, 추가로 100만 명이 제1형 당뇨병 환자인데, 후자는 전형적으로 아동기에 발생하며 오로지 매일 인슐린을 투여해야만 관리할 수 있다.

그러나 전혀 짐작도 할 수 없는 이유로, 제1형 당뇨병 발병이 전 세계적으로 매년 3~5퍼센트 속도로 증가한다. 비록 덜 대중적인 추세라고는 하지만 심오한 문제다. 이 같은 형태의 질병은 너무 이른 시기에 장애인이 되게 하거나 죽음으로 이끌 위험이 있기 때문이다.

제1형 당뇨병이 왜 치솟는지, 그 정확한 이유는 아무도 모른다. 이에 대한 수수께끼 풀기(그리고 가능하면 그러한 경향의 완화나 되돌림)는 전 세계 공공 보건 연구자들에게 시급한 문제가 되어왔다. 현재까지 그들은 확실한 실마리가 될 수 있는 것은 딱 하나밖에 없다고 느낀다.

"보고된 증가세를 유전자 변화로는 설명할 수 없습니다. 너무 짧은 기간에

벌어진 일이기 때문입니다." 미국 질병통제예방센터 당뇨병 이해 부서의 전염병학자 팀을 이끄는 주세피나 임페라토레(Giuseppina Imperatore)는 말한다. "그러니 아마도 환경 요인이 이 증가세에서 주된 역할을 담당할 겁니다."

치솟는 제1형 당뇨병 발병률

제1형과 제2형 당뇨병 발생은 동일한 장애에서 비롯된다. 바로 인슐린을 이용해 혈당이 너무 높이 올라가지 않도록 유지하는 능력의 결핍 때문이다. 그렇지만 두 병의 발병 과정은 거의 정반대다. 이전에는 청소년 당뇨병이라고 했던 제1형 당뇨병은 신체가 자신의 세포들, 예컨대 췌장의 베타세포들을 공격하여 인슐린 생성 능력을 파괴하는 자가면역 질환이다. 이전에는 성인 당뇨병이라고 했던 제2형 당뇨병은 포도당을 흡수하는 데 인슐린이 필요한 조직들(간, 근육, 지방 등)이 인슐린 저항성을 발달시키는 병이다. 인슐린 생성 세포들은 과잉 생산에 돌입함으로써 그에 반응하는데, 처음에는 인슐린을 정상보다 더 많이 만든 후, 혈액의 남아도는 포도당을 관리하는 능력을 잃게 된다. 이중 일부는 인슐린을 전혀 못 만들게 되기도 한다.

2006년 DIAMOND(세계 각국에서 당뇨병을 가리키는 용어들의 머리글자를 조합한 것)라고 명명된 세계보건기구 프로젝트를 통해 제1형 당뇨병 발병률 상승에 대한 최초의 강력한 신호가 등장했다. 조사 결과 57개국의 당뇨병 연구소 112곳에서 10년간 기록한 사실을 바탕으로 제1형 당뇨병 발병률이 북미에서는 연간 평균 5.3퍼센트, 아시아에서는 3퍼센트, 유럽에서는 3.2퍼센트 상승했음이 밝혀졌다.

유럽(주민들을 평생 보살피는 단일 건강보험 제도를 통해 풍부한 데이터 저장고가 확보된다)의 통계는 최초의 발견을 뒷받침한다. 2009년 EURODIAB라는 명칭의 2차 프로젝트 연구자들은 17개국의 당뇨병 발병률을 비교함으로써 제1형이 (연간 평균 상승률 3.9퍼센트로) 단순히 상승할 뿐 아니라 다섯 살 이하 어린 아동들에게서 가장 급속히 상승한다는 사실을 발견했다. 그들은 2020년 무렵이면 그 연령 집단의 새로운 제1형 당뇨병 발병 사례가 아동 3,600명에서 추정 7,076명으로 거의 2배 뛰어오를 것으로 예측한다.

그간 미국에서 이루어진 당뇨병 측정은 대부분 파편적이고 국지적이었다. 연방에서 후원하는 청년층 당뇨병 연구(SEARCH for Diabetes in Youth, 이하 SEARCH)라는 전국적 통합 프로젝트는 2007년에 데이터를 발표했다. 그러나 이는 최초 보고서였으므로 연구자들은 이를 전년도 자료와 비교할 수 없었다. 그래도 다른 연구 결과들과 비교해보면 상승세는 뚜렷했다. 예를 들면 2007년 연구는 1년 전, 전 세계를 대상으로 했던 세계보건기구의 연구 결과에 비해 미국의 제1형 발병률이 더 높은 결과를 보여주었다. 더욱이, SEARCH 결과들은 1990년대 앨라배마, 콜로라도, 펜실베이니아의 국지적 연구들보다 더 가파른 상승세를 보였다.

청결한 생활양식과 제1형 당뇨병

제1형 당뇨병의 상승세를 설명하려면 전 세계적 증가세의 원인 역시 전 세계적이어야 한다는 데 어려움이 있었다. 그리하여 연구자들은 전 지구적으로 영향을 미칠 만한 요인들을 찾고, 각각의 요인들이 특정한 지역에서는 더 큰 영향을 미칠 가능성을 염두에 두어야 했다.

기다란 목록의 잠재적 용의자가 만들어졌다. 연구자들은 예컨대 밀에 함유된 글루텐이라는 단백질이 한 가지 원인일 가능성을 제시했다. 제1형 환자들의 셀리악병(celiac disease)* 발병 위험이 높아 보였고, 지난 몇십 년간 대다수 사람들의 글루텐 섭취량이 (고도로 가공된 식품을 통해) 증가해왔기 때문이다.

*글루텐 단백질에 대한 알레르기 반응으로 인한 자가면역 질환.

과학자들은 또한 유아들이 뿌리채소를 처음 먹는 시기를 조사했다. 저장된 덩이줄기들은 생쥐의 당뇨병을 촉진하는 미시적 균류(菌類)에 오염될 수 있었다.

하지만 이런 연구 중에서 과학자들이 자신의 경력을 연구에 바칠 정도로 확실한 결과를 내놓은 것은 전혀 없었다. 사실 아직까지는 용의자 탐색 과정이 애거사 크리스티의 추리소설에서 용의자를 하나씩 제외하는 장면, 즉 탐정이 많은 용의자 중에서 용의선상에서 제외된 사람들을 설명하는 과정과 비슷하다.

불행하게도 드라마의 마지막 장면은 아직 쓰이지 않았다. 지금으로서는 가장 엄밀한 조사를 받는 용의자는 세균, 바이러스, 기생충 감염이다. 청결한 현대의 생활양식과 알레르기를 연관 짓는 '위생가설(hygiene hypothesis)'의 한 형태가 병인으로 추정되었다.

위생가설은, 어릴 때 감염이나 토양 미생물에 노출되는 것이, 발달 중인 면역계가 균형을 유지하도록 하고, 더 자란 후에 먼지와 꽃가루 등 알레르기 항원과 접촉했을 때 통제할 수 없는 과잉 반응을 보이지 않도록 가르친다는 가설이다. 이 가설에 따르면 위생적 생활이 아이들의 초기 접촉 기회를 빼앗아 알레르기라는 유행병을 부채질한다고 말한다. 당뇨병에 적용되는 위생가설은, 면역계가 알레르기항원에 과잉 반응하지 않도록 배우는 동시에 체내 조직의 화합물들을 관용하는 법도 함께 배운다고 제시한다. 그리하여 인슐린 생성 능력을 파괴하는 자가면역 공격을 예방할 수 있다는 것이다.

몇몇 상황 증거가 그 가설을 뒷받침한다. (아마도 어린이집이나 학교에서 집으로 오염원을 옮겨올) 형제가 많은 아이들은 제1형 당뇨병으로 입원할 확률이 낮다(발병의 대리 지표proxy measure). 또한 제1형 당뇨병은 어린이집에 다니는 당사자들에게서도 드물게 나타나는 반면 감염원과 접촉하지 않도록 특별히 살균 환경에서 키운 생쥐들에게서는 자주 나타난다.

그러나 그 자체만으로는, 이런 발견을 입증할 수 없다. 벨파스트 퀸스대학교 의학통계학과 강사 크리스토퍼 카드웰(Christopher Cardwell)은 제1형 당뇨병과 태어난 순서·어머니의 출산 시 연령·제왕절개 수술·어린아이들이 노출되는 유기체에 영향을 줄 모든 것 등의 연관 관계에 대한 분석을 수행했다. 그는 말한다. "이 모든 요인은 관련이 있어 보였습니다. 그렇지만 제 견해로는 모두 무척 약한 관련성에 불과했습니다. 시간에 따른 발병률의 증가를 설명해 줄 정도로 대규모는 하나도 없었습니다."

다시 비만에 눈을 돌리다

최근 제1형 당뇨병 상승세의 원인에 대한 탐사는 예기치 못하게 방향을 틀었다. 일부 연구자들은 한 숙적의 역할을 다시 생각해본다. 이는 바로 과체중이나 비만이다.

과체중인 신체에서는 인슐린이 (제2형 당뇨병에서처럼) 적게 분비되는 게 아니라 많이 분비된다는 당뇨병의 원리를 감안하면 그러한 의심은 직관에 어긋나 보인다. 그렇지만 일각에서는 그처럼 인슐린을 추가 생산해야 하는 스트레스가 인슐린을 생산하는 췌장 베타세포들을 나가떨어지게 하며, 이미 베타세포에 결함이 생긴 아이들의 제1형 당뇨병을 발달시킬 수 있다는 데 동의한다. 이런 생각을 가속기 가설 또는 과부하 가설이라고 한다. 시카고대학교 레베카 립턴(Rebecca Lipton) 교수에 따르면 이는 "만약 아이가 뚱뚱하다면 여러분의 지방이 췌장 베타세포를 힘들게 만들 것"이란 뜻이다. "이미 자가면역 과정이 시작된 아이라면 베타세포가 나가떨어지는 속도는 점점 빨라지기만 할 겁니다. 마른 아이에 비해 더 많은 인슐린을 생성하도록 무리하게 강요당하니까요."

그렇다면 논리적으로 범인은 과체중이 될 수 있다. 부국에서나 빈국에서나 사람들은 살이 찌고 있다. 물론, 연구자들은 단순히 제1형 당뇨병 상승세의 원인이 무엇인지에 대한 설명이 아니라 병의 예방을 원한다. 불행하게도, 살이 찐 것이 그 문제의 주된 요인이라면 해결이 쉽지 않다. 지금까지 비만이라는 전 지구적 유행병을 늦추려는 모든 노력은 실패해왔다(현재의 동향이 지속된다면 2048년 무렵 미국 성인 전부는 최소한 과체중이 될 것이다). (어른들은 말할 것도 없고) 사회적으로 대다수 아동들이 신체를 움직이고, 건강한 식사를 하고, 정상 체중을 유지하도록 만들기 전까지는 당뇨 연구자들은 살인 사건은 해결했어도 다음 사건을 예방하는 데는 속수무책인 탐정과 별다를 게 없는 처지이리라.

4-4 당뇨병 관리하기

새러 스클라로프·존 레니

현대 세계에서 당뇨병은 실제로 전염병 수준에 도달했다. 미국 질병통제예방센터는 2005년, 전체 미국 인구 중 약 7퍼센트(2,090만 명)가 당뇨병에 걸렸으며, 그중 620만 명은 그 사실을 알지 못하는 것으로 추산했다. 또한 60세 이상 인구의 약 21퍼센트가 당뇨병에 걸려 있다.

당뇨병과 연관된 심각한 합병증을 감안한다면 그것이 미국의 주요 사망 원인 중 6위를 차지한다는 사실도 놀랍지 않다. 과거에는 당뇨병이 '부자병'으로 불렸다지만 지금은 개발도상국에서도 가장 빨리 성장하는 건강 관련 문제 가운데 하나가 되었다. 세계보건기구는 전 지구적으로 당뇨병 인구가 1억 7,100만 이상이 될 것으로 본다.

비록 올바른 식단과 운동이 예방과 관리에 도움이 되지만, 당뇨병 때문에 식사와 운동 활동 모두 힘들어질 수 있다는 것이 이 병의 안타까운 딜레마다. 환자들은 제때 끼니를 챙기도록 주의하고, 운동 때문에 탈수가 일어나거나 혈당이 너무 떨어지지 않도록 유의해야 한다. 불편하거나 불쾌한 처방 요법을 계속 따르는 것 또한 쉽지 않아서 합병증 위험이 높아진다. 하지만 당뇨병에 대한 과학적 이해가 크게 진작된 덕분에, 의사들은 이제 그 병의 진행을(심지어 발병도) 막기 위해, 점점 더 다양해지는 약물과 관리 기술을 제시한다. 당뇨병 환자들에게는 그 어느 때보다 즐겁고 건강하고 활발하고 긴 삶을 즐기기 위한 더 나은, 더 좋은 선택지들이 존재한다.

당뇨병의 배경

당뇨병은 혈액에 포도당이라는 당분이 너무 많이 축적되는 병이다. 신체가 인슐린 호르몬을 만들거나 이에 반응하는 방식에 고장이 난 것이 원인이 된다. 인슐린은 근육세포와 지방세포 그리고 그 밖의 세포들이 포도당을 섭취하고 생성할 수 있게 한다. 세포들이 정상적으로 포도당을 태우거나 저장하지 않으면 혈당은 만성적으로 상승하고, 전신에 해롭게 축적된다. 가장 나쁜 경우 당뇨병은 시력 상실, 절단, 신장병이나 죽음으로 이어진다.

대부분의 경우 당뇨병은 두 범주로 나뉜다.

(이전에는 청소년 당뇨병이라고 했던) 제1형 당뇨병은 신체가 인슐린을 생성하는 능력을 스스로 파괴할 때 일어난다. 당뇨병 환자의 면역계는 장애로 인해 인슐린을 만드는 췌장 베타세포를 공격한다. 그 결과, 제1형 당뇨병 환자들에게는 인공 인슐린 투여가 필요해진다. 이러한 유형의 당뇨병은 아동들에게서 가장 흔하게 나타나지만 그 밖의 모든 당뇨병 발병 사례에서도 5~10퍼센트를 차지한다.

제2형 당뇨병은, 지난 몇십 년간 갈수록 널리 퍼져왔으며, 아직 명확하게 밝혀지지 않은 이유로 인해 세포들이 인슐린에 정상적으로 반응하지 못하게 만드는 '인슐린 저항성'이 원인이다. 처음에는 췌장이 더 많은 인슐린을 생산함으로써 이를 상쇄할 수 있다. 하지만 시간이 지나면서 췌장은 생산량을 떨어뜨리고, 갈수록 문제가 심각해진다. 이 유형의 당뇨병은 초기에는 다이어트, 운동, 체중 관리로 대처할 수 있지만 나중에는 심각성에 따라 인슐린이라는 의약품이 필요하게 된다.

더불어, 모든 임신한 여성 4퍼센트에게 임신성 당뇨병이 나타나는데, 보통은 출산 후에 저절로 해소된다. 또한 드물게는 특정한 유전 조건이나 화학물질 접촉의 결과 임신성 당뇨병이 발병하는 경우도 있다.

증상, 위험 요인, 진단

미국인 600만 명 이상이 제2형 당뇨병 환자인데도 그 사실을 자각하지 못한다. 그 이유는 초기 증상이 매우 무해하고 모호해 보이기 때문이다.

- 잦은 배뇨
- 극심한 갈증과 허기
- 짜증
- 피로
- 침침한 눈

이와는 대조적으로 제1형 당뇨병은 빠르고 현저한 증상을 나타낸다. 바로 설명이 불가능한 급속한 체중 감소, 탈수, 케톤산증(ketoacidosis)이라고* 불리는 심각한 병이 있

*인슐린 부족으로 케톤이 과량 생기는 증세.

다. 왜 어떤 사람은 당뇨병에 걸리고, 어떤 사람은 걸리지 않는지 의학은 아직 정확한 답을 내놓지 못했다. 이 병을 촉발하는 유전적·환경적 방아쇠는 놀랍도록 복잡하다.

예를 들면 제1형 당뇨병은 유전적 요인으로만 발생하진 않는다. 당뇨병 환자가 일란성 쌍둥이인 경우를 살펴보면 그와 유전자를 공유하는 쌍둥이 형제에게서 당뇨병이 발병할 확률이 50퍼센트에 미치지 못하기 때문이다. 따라서 아직 밝혀지지 않은 어떤 환경적 요인(어쩌면 바이러스)이 유전적으로 취약한 사람들의 면역계가 췌장 베타세포를 공격하도록 방아쇠를 당기는 것이 틀림없다. 관련이 있어 보이는 환경적 요인은 또 있다. 모유 수유로 키운 아이들은 제1형 당뇨병에 덜 걸린다는 사실이 연구 결과 밝혀졌다.

제2형 당뇨병의 경우는 유전적 요인이 크고 가족력이 명확하다. 그리고 환자의 일란성 쌍둥이가 발병할 확률은 최고 75퍼센트에 이른다. 체중 증가와 운동 부족 역시 매우 강력한 연관성을 보인다. 미국당뇨병협회가 지적하듯이, "제2형 당뇨병의 가족력은 가장 강력한 위험 요인 중 하나입니다. 하지만 이 문제는 생활양식이 서구적인 사람들한테만 나타나는 듯합니다." 또한 미국에서 제2형 당뇨병은 아프리카계 미국인·라틴계·아시아계·북아메리카 원주민들에게서 더 많이 발생한다.

당뇨병을 확실히 진단하는 두 가지 방식은 환자의 혈액으로 실시하는 공복혈당(fasting plasma glucose, FPG) 검사나 경구 당부하 검사(oral glucose tolerance test, OGTT)다. 공복혈당 검사는 12시간 금식 후 혈중 포도당 농도를 측정하는 것으로, 데시리터당 125밀리그램 이상이면 당뇨병으로 진단한다. 당부하 검사는 금식 후와 포도당음료 섭취 2시간이 지난 후의 혈당치를 측정한다. 포도당음료 섭취 후의 결과가 데시리터당 200밀리그램 이상이면 당뇨병 진단이 확정된다(미국당뇨병협회는 공복혈당 검사를 선호한다. 저렴하고 빠르며 환자들에게도 편리하기 때문이다).

예방과 당뇨병 전증

당뇨병은 하룻밤 사이에 발생하지 않는다. 제2형으로 진단받은 환자들은 그전에 거의 예외 없이, 혈당치가 높긴 해도 당뇨병으로 진단될 만큼 충분히 높지는 않은 '당뇨병 전증' 단계를 거친다(당뇨병 전증은 진단에 사용한 검사 종류에 따라 내당능 장애 또는 공복혈당 장애라고도 한다). 연구에 따르면 당뇨병의 혈당치보다 낮은 혈당치로도 신체에 장기적 손상이 갈 수 있으며 당뇨병 전증인 사람들은 심장병과 뇌졸중 위험이 50퍼센트 더 높아진다고 한다. 2002년의 당뇨병 예방 프로그램(Diabetes Prevention Program, 이하 DPP)이라는 한 대규모 임상 시험에서 당뇨병 전증인 사람들 약 11퍼센트는 3년에 걸친 연구 기간 동안 제2형 당뇨병으로 발전했다.

당뇨병 전증으로 추산되는 미국인 5,400만 명에게 희소식이라 할 만한 사실은, 적당한 운동과 식단 개선으로 많은 사람들이 병의 진행을 막을 수 있었다는 점이다. 심지어 그들 중 다수는 혈당치가 정상으로 되돌아오기도 했다. DPP는 환자들이 다이어트와 적절한 운동을 통해 체중을 겨우 5~10퍼센트(보통은 겨우 4.5~6.75킬로그램)만 줄여도 당뇨병으로 발달할 위험을 58퍼센트나 낮췄음을 밝혀냈다. 이러한 개입은 60세 이상 환자들에게서는 더욱 큰 효과를 발휘했다. 그들의 위험도는 71퍼센트나 하락했다. 정기적 운동과 건강한 식단이 애초에 당뇨병 전증 예방에 도움이 된다는 것은 말할 필요도 없으리라.

관리와 치유

되도록 정상에 가까운 혈당치를 꾸준히 유지하는 것이 당뇨병 관리의 주요 목표다. 여러 임상 연구 결과 이를 장기적으로 유지하면 당뇨병으로 인한 합병증 비율이 놀라울 정도로 하락한다는 사실이 밝혀졌다.

그러나 이는 단순히 알약을 삼키거나 주사를 맞는다고 해결될 문제가 아니다. 이 병을 가진 사람들은 꾸준히 혈당치를 감시하고, 변화를 예측하고, 적절히 반응해야 한다. 뻔한 소리지만 전문 건강 관리팀과 손잡고 당뇨병 관리와 치유를 위한 건강한 프로그램을 개발하는 것이 중요하다.

혈당 감시하기 모든 당뇨병 환자는 환자의 직전 3개월간의 평균 혈당치를 나타내는 지표인 당화혈색소(HbAlc) 검사를 정기적으로 받아야 한다. 이는 종종, 특정한 치료법의 전반적 효과를 확인하는 가장 좋은 방법이 되어준다. 환자의 상황에 따라 가정용 혈액검사기로 날마다 혈당치를 검사할 수도 있다. 보통 방아쇠식 란세트(lancet)로 손가락(또는 손바닥이나 팔)을 찔러 검사지에 혈액을 떨어뜨린 후 디지털 판독기에 삽입하는 검사 방식이다.

기술의 커다란 진전 덕분에 현재 세 군데 회사에서 지속적 혈당 감시 방법을 내놓고 있다. 피하에 삽입한 작은 무전 감지기를 통해 하루 여러 차례 혈당치의 표본을 얻는 방식으로, 혈당이 너무 높거나 너무 낮을 경우 경보를 보내도록 프로그래밍할 수 있다. 이러한 도구들은 특히 제1형 당뇨병 치료법을 혁신하는 데 도움이 될 수 있다. 이를 인슐린 투여용 펌프와 연결하면 혈당치를 감지하고 그에 따라 자동으로 인슐린을 투여하는 '기계 췌장' 역할을 할 수도 있을 것이다.

인슐린 제1형 당뇨병이 지배적 형태였던 1920년대까지, 당뇨병 진단은 실제로는 사망 선고나 마찬가지였다. 인슐린의 발견과 추출이 이 모든 것이 달라지는 계기가 되었으며 처음으로 이 병의 치유를 가능케 했다.

그렇지만 처음에 인슐린을 이용하는 과정은 몹시 지저분했다. 동물 췌장을 고기 분쇄기로 갈아서 만든 탁한 인슐린 함유 액체는 효과가 미덥지 못했고, 가끔 알레르기 반응도 일으켰다. 인슐린 분자는 소화 효소에 파괴되기 때문에 경구 복용이 불가능해서 주사기로 피하에 주사해야 했다. 게다가, 인슐린을 신체의 천연 호르몬이 작용하는 것과 가장 비슷한 방식으로 체내에 투여하는 것 역시 쉽지 않은 일이었다.

하지만 그 후 몇십 년 동안 인슐린 치료의 모든 방면에서 개선이 이루어졌다.

더 나은 인슐린 1982년 이래, 생명공학 산업에서는 DNA 재조합 기술 덕분에 세균 배양을 통해 인간 인슐린 단백질을 대량생산할 수 있게 되었다. 그런 인슐린은 동물 단백질들에 비하면 자체적 인슐린처럼 작용하고 알레르기도 덜하다. 미국에서 판매되는 모든 인슐린은 이제 이 인간 인슐린이다.

정상적 췌장은 소량의 인슐린을 혈류에 지속적으로 분비하는데, 식사 때는 더 넉넉한 양을 분비한다. 따라서 인슐린을 복용하는 대다수 사람들은 두 가지 유형을 이용한다. 하루에 한두 차례 투여하면 장시간 작용하는 '기저(basal)' 인슐린과, 식사 전에 투여하면 속성으로 작용하는 '볼루스(bolus)' 인슐린이다. 최근 몇 년간 제약회사들은 인간 인슐린을 재조작해 빨리 작용하는 것과 느리게 작용하는 것, 그리고 그 중간 것들을 만들었다. 이는 모두 인간 신체가 하는 일을 재연하려는 노력들이다.

더 나은 바늘 인슐린 의존 환자들은 비교적 값이 비싸고 금방 무뎌지며 굵은 바늘을 사용해왔다. 오늘날의 주사기는 극도로 작은 규격 바늘을 사용하므로, 놀라울 만큼 통증이 없다. 일부 인슐린은 펜 모양 주입기 안에 포장되어 있어 주사로 병에서 액체를 뽑아 올릴 필요가 없다. 펜에는 1회 복용분 여러 개가 들었으며, 각 복용분에는 새 일회용 바늘들이 딸려 있어 공공장소에서 투여할 때도 훨씬 품위를 유지하게 되었다.

주사기의 대안 대다수 사람들은 아무래도 주삿바늘을 불쾌하게 여긴다. 그리하여 연구자들은 인슐린을 체내에 주입하는 더 쉬운 방식을 찾으려고 노력해왔다. 그 노력의 일환이 인슐린 펌프다. 이 삐삐 비슷한 도구를 계속 달고 다니면서 피하에 삽입된 카테터를 통해 기저 인슐린과 볼루스 인슐린 모두를 투여하도록 프로그래밍할 수 있다. 일부 환자들에게는 이 기기가 주사보다 점잖아 보이고 효과가 좋을 수 있다. 하지만 펌프 값이 비싸고, 운동을 할 때 펌프가 떨어지거나 망가지지 않도록 주의해야 한다는 단점이 있다.

또 다른 대안은 흡입식 인슐린이다. 파이저사(Pfizer)에서 2006년에 엑수베라(Exubera)라는 제품을 소개했다가 시장에서 회수했는데 아마도 기구(일각에서 인슐린 봉이라고 부른)가 볼품이 없고, 그 기구를 이용하려면 추가로 훈련을 해야 하며, 장기적으로 폐에 영향을 미칠지도 모른다는 점을 우려해서였다. 또 다른 투여 방법은 아직 연구 중인데 코로 흡입하는 스프레이, 자가(self-contained) 이식 가능 펌프, 전류를 이용해 인슐린이 피부 장벽을 통과하게 만드는 피부 패치 등이 있다.

아마도 인슐린이 소화계통에서 파괴되지 않도록 전달해주는 경구 복용 방법이 이상적일 것이다. 수많은 회사들이 경구 복용 인슐린을 만들려고 애쓰고 있고, 제네렉스 바이오테크놀로지사(Generex Biotechnology)는 에콰도르에서 판매가 승인된 경구 인슐린 스프레이를 가지고 있다. 하지만 비슷한 제품들이 미국 FDA를 만족시킬 만큼 안전성과 효과를 입증하려면 몇 년은 걸릴 것이다.

그 밖의 의약품들

대다수 당뇨병 환자들은 인슐린을 복용할 필요가 없다. 그들의 신체는 여전히 적게나마 인슐린을 만들기 때문이다. 대신 그들은 인슐린을 더 많이 생산하고 더 잘 이용하게 해주는 의약품들을 복용한다. 최근까지 이런 경구용 의약품들은 5가지 범주로 나뉘었다. a-글루코시다아제 억제제(alpha glucosidase inhibitors)계인 프리코스(Precose)와 글리셋(Glycet), 메트포르민(metformin)계, 메글리티나이드(meglitinide)계인 스타릭스(Starlix)와 프란딘(Prandin), 설폰요소제(sulfonylureas)계, 치아졸리딘디온(thiazolidinediones)계인 아반디아(Avandia)와 액토스(Actos, 이들은 심혈관계에 미치는 영향에 관한 지속적 우려 때문에 기사 제목에 등장한 바 있다)가 그것이다. 한 가지 새로운 범주는 DPP-4 억제제(DPP-4 inhibitors)인데 자누비아(Januvia)는 현재까지 이 유형의 유일한 약물이다. 이는 인슐린 생산을 촉진하는 장호르몬인 GLP-1 수치 유지에 도움을 주었다.

또한 두 가지 새로운 약물을 둘러싸고 흥분이 일었다. 인크레틴 유사체(incretin mimetic agents : 미국독도마뱀의 타액에서 추출한 바이에타Byetta가 한 예다)와 아밀린 유사체(amylin analogues : 시믈린이 최초로 승인받았다)다. 인크레틴은 탄수화물과 지방에 반응해 소화관이 분비하며, 췌장에 여분의 인슐린을 분비하라고 알려주는 호르몬이다. 아밀린은 췌장이 분비하는 또 다른 호르몬으로, 혈당 강하에 도움을 준다.

인슐린과 마찬가지로 인크레틴 유사체와 아밀린 유사체 둘 다 주사로 투여해야 한다. 그러나 둘 다 이로운 부작용이 있다. 위가 늦게 비워지게 만든다는 것이다. 그 결과 금세 포만감을 느껴서 식사량이 줄어들게 하므로 이러한 약물을 복용하는 사람들은 종종 살이 빠지곤 하는데 이는 그 자체로도 당뇨병 개선에 도움이 된다.

극단적 방법들

극적인 수단이 필요한 일부 환자도 있다. 위에서 음식이 들어갈 공간을 줄이는 위우회술이나 위축소술은 이따금 극도로 비만인 환자들의 제2형 당뇨병을 거의 낮게 한다(그러나 수술 자체에 위험성이 있다). 일부 제1형 당뇨병 환자들의 선택지는 췌장 이식을 함으로써 손상된 인슐린 분비 베타세포들을 대체하는 것이다. 하지만 이 수술 또한 위험성이 있고 이식용 췌장을 구하기도 쉽지 않다. 게다가 새로운 췌장에 대한 면역거부반응을 예방하기 위해 환자는 평생 면역억제제를 복용해야 할 수도 있는데 이 또한 위험 요인이 된다.

　잠재적으로 더 안전한(그리고 덜 비싼) 선택지는 베타세포를 함유한 췌장의 섬세포 덩어리(islet clusters)만을 이식하는 방법일 것이다. 그러한 이식술은 췌장 전체의 이식에 비하면 트라우마가 적을 테고, 면역계의 공격을 받지 않도록 이식된 세포들을 안전하게 포장하는 것이 가능할지도 모른다. 연구자들은 또한 만능 줄기세포들을 이용하는 연구를 진행 중이다. 줄기세포는 새로운 조직들을 형성해 잃어버린 베타세포들을 대체할 수 있다. 초기 결과는 어느 정도 긍정적이지만, 그런 기술이 가능하다 해도 폭넓게 쓰이려면 몇 년은 기다려야 할 것이다.

합병증 : 당뇨병의 대가

당뇨병 환자들은 비정상적으로 높은 혈당을 관리해야 한다. 과도한 혈당은 시간이 갈수록 온몸의 조직에 심각한 해를 입힐 수 있기 때문이다. 많은 환자들이 당뇨병에 더해 그 결과로 인한 합병증까지 겪는다. 질병통제예방센터에 따르면 가장 흔한 합병증 몇 가지는 다음과 같다.

심장병, 뇌졸중, 고혈압 당뇨병 환자의 심장병으로 인한 사망률은 환자가 아닌 또래에 비해 2~4배나 높다. 뇌졸중 위험 역시 비슷한 수준이다. 그리고 70퍼센트 이상의 당뇨병 환자는 고혈압 경향을 발달시킨다. 그렇다면 심장병과 뇌졸중이 전체 사망 원인의 40퍼센트를 차지하는 상황에서, 이러한 병이 당뇨병 인구 중 65퍼센트의 목숨을 앗아간다는 사실도 놀랍지 않다. 그런데 당뇨병 환자들은 콜레스테롤과 혈압 관리, 그리고 아스피린 복용과 금연을 통해 심장병과 뇌졸중 위험을 낮출 수 있다. 비록 확실하게 입증되지는 않았지만, 혈당 통제 또한 위험을 낮춰줄 가능성이 있다.

시력 상실 당뇨병은 망막의 섬세한 혈관에 손상을 입힘으로써 성인 환자들이 겪는 시력 상실의 주요 원인이 된다. 매년 1만 2,000명에서 2만 4,000명이 시력 상실을 겪는다. 다행히도 이는 혈당과 혈압을 통제함으로써 예방할 수 있다. 초기에 문제를 잡아내는 연례 시력 검사는 당뇨병 환자들에게는 필수다.

신장병 당뇨병은 신부전의 제1원인으로, 2002년의 총 발병 건수 중 44퍼센트를 차지했다. 역시 연례 건강 검진, 혈당과 혈압의 통제로 위험을 낮출 수 있다.

신경계 장애 당뇨병 환자의 60~70퍼센트는 미약한 정도 혹은 심각한 정도의 신경계 손상을 나타낸다. 40세 이상의 당뇨병 환자 중 거의 30퍼센트는 적어도 발가락이나 발 일부분의 감각이 부족하다(말초신경병증이라고 한다). 사지의 무감각함이나 통증과 소화 부진 또한 흔히 나타난다.

절단 발의 감각을 상실한 당뇨병 환자는 상처나 염증을 인지하지 못하기 때문에 절단으로 이어질 심각한 감염의 위험이 높다. 당뇨병으로 인한 절단의 60퍼센트는 발가락, 발과 다리의 절단이다(사고로 인한 경우는 제외). 이런 절단 중 대다수는 혈당 통제와 발 관리에 주의하면 예방할 수 있다.

임신 문제들 착상이나 임신 1기 이전에 당뇨병을 제대로 관리해두지 않으면 자연 유산 확률이 최고 20퍼센트까지 높아지고, 심각한 선천적 결손증을 유발할 수도 있다. 임신 후기에 당뇨병을 제대로 관리하지 않을 경우에는 태아가 비정상적으로 크게 자랄 수 있는데, 이는 산모와 아이 모두에게 위험하다.

그 밖의 합병증들 당뇨병 환자 거의 3분의 1은 치아를 위협할 정도로 심한 잇몸병을 앓는다. 또한 환자들은 독감이나 폐렴으로 사망할 위험도 높다. 당뇨병 관리를 심하게 방치하면 생화학적 균형이 심각하게 깨질 수도 있다. 목숨이 위태로울 수 있는 당뇨병성 케톤산증이 그러한 예다.

교훈은 단순하다. 당뇨병을 통제하려는 노력을 할수록, 건강을 유지할 확률이 더 높아진다.

5

중독

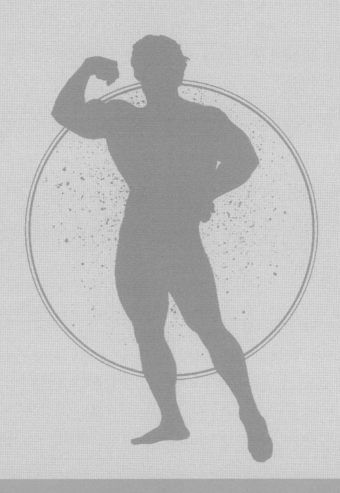

죽음의 한 쌍 : 알코올과 처방 약물

멜린다 웨너 모이어

2012년 2월 11일, 휘트니 휴스턴(Whitney Houston)은 욕조에서 변사체로 발견되었다. 사고로 익사한 것이다. 이후의 독극물 검사 보고서는 그 가수의 비극적 사망이 알코올과 자낙스(Xanax)를 포함한 의약품의 치명적인 조합 때문이었음을 보여주었다.

휴스턴이 그러한 운명을 겪었던 최초의 스타는 아니다. 히스 레저(Heath Ledger), 마이클 잭슨(Michael Jackson), 애나 니콜 스미스(Anna Nicole Smith)의 사망에도 처방 약물 과용이 어느 정도 작용한 것으로 보인다. 그들은 진통제, 진정제, 각성제 등등을 알코올과 혼합 복용했다. 문제는 할리우드에만 국한되지 않는다. 2007년에만 약 2만 7,000명의 미국인이 의도치 않은 의약품 과용으로 목숨을 잃었다. 여러 주에서 의약품은 자동차 충돌보다 더 흔한 사고사의 원인이었다.

약물과 알코올의 혼합 복용

비록 휴스턴의 죽음에 진정제가 한몫한 것으로 여겨지지만, 의약품 과용은 대개의 경우 오피오이드(opioid)계 진통제와 관련된다. 진통제를 복용하는 사람들 중 약 3~5퍼센트는 결국 중독되고 만다고, 미국국립보건원 산하 국립약물남용연구소(National Institute on Drug Abuse) 소장 노라 볼코우(Nora Volkow)

는 말한다. "과거에 약물 이용 장애 전력이 있는 개인들(흡연, 음주, 또는 그 밖의 약물들)은 심각한 위험과 맞닥뜨립니다." 진정제, 각성제, 수면제 등 그 밖의 처방 약물에 대한 중독은 그보다 드물다고 여겨지지만 아예 없는 것은 아니다. 심지어 강박적으로 약물을 복용하지 않는 사람이라도 약물 복용이 장기화되면 육체적 의존성이 발달하고 처방이 떨어졌을 때 강렬한 금단 증상을 겪을 수 있다. 또한 약물에 대한 내성이 생길 위험도 존재한다. 시간이 지나면 동일한 효과를 느끼기 위해 더 높은 복용량이 필요해지기 때문이다.

처음부터 그냥 환각을 맛보려고 처방 약물을 복용하는 사람들도 있다. 아마도 처방 약물이 불법 약물에 비해 안전하다고 (그릇되게) 인식하는 사람들도 있을 것이다. "기분 전환 목적으로 이러한 약물을 복용한 사람들 중 일부는 '우와, 도저히 끊을 수가 없군' 하고 느끼죠." 컬럼비아대학병원의 약물 중독 치료소 소장 존 모르겐슈테른(Jon Morgenstern)은 말한다.

휴스턴이 어쩌다 약물 문제를 발달시켰는지는 알 수 없지만, 다른 많은 중독자들처럼 그녀 역시 결국은 약물을 알코올과 혼합 복용하기 시작했다. 알코올에 중독되거나 의존하지 않는 많은 의약품 복용자들도 약물과 알코올을 함께 섭취한다. 이들은 그래서는 안 된다는 의학적 충고를 무시한다. 2008년, 브라운대학교와 로드아일랜드대학교 연구진이 발표한 연구 결과에 따르면, 알코올과 상호작용하는 것으로 알려진 의약품을 정기 복용하는 사람들 60퍼센트가 술을 마시며, 5퍼센트는 한 번 마실 때 적어도 석 잔을 연속으로 마신다.

의약품과 알코올은 위험한 조합이 될 수 있다고 볼코우는 말한다. 최악의 조합은 아마도 진통제와 술인 듯한다. 둘 모두 다른 기전으로 호흡을 늦추고 기침반사를 억제해 '이중고 효과'를 만들기 때문이라고 그녀는 말한다. 이렇게 되면 호흡을 완전히 정지시킬 수도 있다. 또한 알코올은 (자낙스를 포함해서) 항불안제, 항정신병제제, 항우울제, 수면제, 근육 이완제들과 상호작용한다. 알코올은 그 약물들의 진정 효과를 강화하여 졸림과 어지럼증을 야기함으로써 넘어지거나 사고가 날 확률을 높인다. 2010년 《캐나다 공공 보건 저널(Canadian Journal of Public Health)》에 발표된 한 연구는, 자동차 운전자들이 자낙스 등의 약물과 알코올을 함께 복용할 경우, 알코올만 섭취했을 때에 비해 비틀거리며 속도를 높여 운전할 가능성이 훨씬 높아진다고 보고했다. 그리고 2011년 《미국치료저널(American Journal of Therapeutics)》에 발표된 한 연구 결과에 따르면, 수면 약물 앰비엔(Ambien) 과다 복용으로 응급실을 찾은 사람들이 알코올도 같이 섭취했을 경우, 아무것도 마시지 않은 앰비엔 복용자들에 비해 집중치료실 신세를 질 확률이 2배나 더 높았다.

(휴스턴이 묵었던 호텔 방에서 사망 직후 발견되었다고 보도된) 알코올과 자낙스를 함께 복용하면 위험한 이유는 몇 가지가 있다. 하나는 신체의 배출 방식과 관련이 있다. 알코올은 신체를 순환하다가 결국은 간에서 멈추고, 이곳에서 알코올 탈수소 효소(dehydrogenase)와 시토크롬(cytochrome) P450이라는 효소들에 의해 분해된다. 그런데 후자는 자낙스를 분해하는 역할도 한다. 따라서 알코올과 약물이 그 효소를 놓고 서로 다투면 신체에서 그들이 배출되는 속도가 느려져 혈류에 좀 더 오래, 더 높은 농도로 남는데, 이는 과용과 사고

의 가능성을 더욱 높인다.

　게다가 알코올과 자낙스 둘 다 중추신경계를 억제해서 심장 박동과 호흡률을 늦추고, 그 효과는 상승작용을 일으킬 수 있다. 그들의 결합 효과가 개별적 효과로 인한 것보다 더 클 수 있음을 짐작케 하는 사실이다. 그리고 두 물질 다 기억력에 손상을 입히기 때문에('데이트 강간' 약물인* 로히피놀은 자낙스와 같은 분류에 속하는 강력한 약물이다) 둘을 함께 복용한 사람들은 취했을 때 한 일을 잊어버린다. 예컨대 그들은 추가로 약을 더 복용하려 할 수 있고, 이는 과용 위험을 더욱 증가시킨다.

*약물을 이용해 여성이 의식을 잃게 만든 후 성폭행을 하는 데 이용되는 약물. 색이나 냄새가 없고 술이나 음료수에 쉽게 녹는다는 특징이 있다.

약물 중독, 초기에 잡아야 한다

처방 약물에 한번 중독되면 그 상태를 유지하기는 매우 쉽다. 이전보다 훨씬 쉽게 진통제를 구할 수 있기 때문이다. 2001년에는 1만 9,000군데 이상의 미국 내 의료보험 기관들의 인가를 감독하는 비영리 기관인 미국 의료 기관 평가기구(The Joint Commission)가 내과 의사들이 통증 약물을 더욱 자유롭게 처방하도록 독려하는 공격적 통증 관리 기준을 내놓았다. 그 결과, 1999년 이후 약국과 병원, 의사 사무실에서 진통제 매출이 4배로 뛰었다.

　인터넷 또한 문제를 한층 복잡하게 만든다. 추정컨대 의약품을 제공하는 웹사이트 중 85퍼센트는 합법적 처방전을 요구하지 않는다. 요구하는 곳들은 더러 팩스로 처방전을 받으므로 처방전의 위조나 중복 사용이 가능하다.

2008년 의회는, 그러한 웹사이트들이 실제로 환자를 검진한 의사의 처방 없이 사람들에게 약품을 판매하지 못하도록 금지했다. 그 후로 FDA는 100군데 이상의 온라인 약국에 경고했다. 하지만 이런 노력들이 그다지 성공하지 못한 이유는 폐쇄된 웹사이트들이 새로운 도메인명이나 새로운 IP 주소로 다시 온라인에 등장하면 추적이 쉽지 않기 때문이다. 게다가 해외에 있는 수많은 약국에는 "FDA가 영향력을 미치는 것이 거의 불가능하다. 그 웹사이트를 호스팅하는 인터넷 서비스 공급자들을 제지할 수 없기 때문"이라고, 매사추세츠종합병원에서 인터넷이 의약품 과용에 미치는 영향을 연구하는 의약학과 임상연구자 아누팜 제나(Anupam Jena)는 말한다.

설상가상으로, 중독되거나 의존적인 사람들은 즉각 도움을 청하지 않고, 주변 사람들 또한 제때 개입하지 못할 때가 많다. 모르겐슈테른은 말한다. "유명 인사들뿐 아니라, 우리 치료 프로그램에 등록하는 사람들에게서 이런 경우를 흔하게 봅니다. 주변 사람들은 그들이 그러한 약물을 복용한다는 사실을 이미 오래전부터 알았어요."

그는 일반적으로 사람들이 중독 시작 단계에서 실제로 도움을 구하기까지 10년이나 걸린다고 말한다. 사람들이 중독이 만성 질환임을 올바르게 파악하기만 했어도 많은 생명을 구할 수 있었을 것이다. 예컨대 그것은 암과 비슷한 치명적 질병이다. 모르겐슈테른은 말한다. "종양이 전이되기 전에 발견하면, 암은 치유할 수 있는 병입니다. 하지만 기다리면 러시안 룰렛이 됩니다." 같은 이야기가 약물 남용에도 해당된다.

5-2 DIY 중독 치료

할 아르코위츠 · 스콧 릴리엔펠드

"금연은 내가 한 일 중 가장 쉬운 일이다. 이미 천 번이나 했기 때문에 잘 안다." - 마크 트웨인

새뮤얼 클레먼스(Samuel Clemens, 트웨인은 필명)는 니코틴을 연료로 삼는 습관을 버리지 못하는 자신의 무력함을 희화화했다. 하지만 최근의 연구 결과를 접할 수 있었다면 그는 1,001번째 시도에 도전했을지도 모른다.

1982년, 당시 컬럼비아대학교에 몸담았던 저명한 사회심리학자 스탠리 샤흐터(Stanley Schachter)는 과거에 흡연했던 사람들과 과체중이었던 사람들을 인터뷰했다. 그는 이들 대부분이 치료 없이 변화에 성공했음을 보여주는 논문을 발표하여 중독 분야에 폭풍 같은 논란을 불러일으켰다. 심지어 그는 치료를 받지 않은 헤로인 중독자들이 더 높은 회복률을 나타냈다는 연구 결과를 인용하기도 했다.

특히 논란이 심했던 한 가지 발견은, 이른바 스스로 변화한 사람들의 성공률이 전문 치료를 받은 환자들보다 실제로 더 높았다는 사실이다. 샤흐터는 이에 대한 두 가지 설명을 내놓았다. 우선, 치료를 받으려는 사람들은 스스로 변화한 사람들보다 더 심각한 중독 상태였을 가능성이 있다. 둘째, 대부분의 연구가 전형적으로 한 가지 변화 노력만을 살펴본 반면, 그의 인터뷰는 평생

에 걸친 노력을 다루었다. 그는 한 사람이 올바른 길을 찾는 데는 많은 시도가 필요할지도 모른다는 사실을 암시한다.

샤흐터의 발견은 극심한 회의주의와 노골적인 불신마저 불러일으켰다. 특히 중독을 질병으로 설명하는 모델을 믿는 사람들에게는 더더욱 그랬다. 이들의 시각에 따르면 중독은 생리적·심리적 요인에 (약물이나 알코올 등의) 물질 이용이 방아쇠가 되어 유발되는 질병이다. 일단 질병의 방아쇠가 당겨지면, 중독자 스스로는 그 물질의 이용을 통제할 수 없고, 철저한 절제(abstinence)만이 그 병을 관리하는 유일한 방법이다. 이러한 모델을 지지하는 사람들은 그토록 많은 사람들이 중독을 완전히 극복할 수 있었다는 사실을 믿지 않았다. 하물며 그들이 치료를 받지 않았다는 사실은 말할 것도 없었다. 샤흐터의 연구에 과학적 가치가 있는지 의문을 던진 사람들도 있다. 샤흐터의 표본이 작고 선택적이었으며, 과거 중독자의 자기 보고에 의존했기 때문이다. 자기 보고는 실제 일어난 일의 정확한 그림이 아닐 수도 있다. 그럼에도 그의 발견은 많은 연구자들이 중독적 행동에서의 자기 변화 연구에 뛰어들도록 자극하는 촉매가 되었다. 음주와 약물 중독 문제에서 성공적인 자기 변화의 사례가 얼마나 흔한지 그 연구 내용을 살펴보자.

자기 변화의 성공률

토론토 소재 중독 및 정신 건강 연구소(Center for Addiction and Mental Health)의 심리학자 레지널드 스마트(Reginald Smart)는 문제적 음주자들에게서 자기 변화 노력이 유행하는 것을 보면서 이와 관련 있는 발견들을 검토했다. 우리는 그의 검토와 자체 문헌 검토를 통해서 다음과 같은 결론을 이끌어 냈다.

- 문제적 음주 습관을 스스로 변화시킨 사람들은 대부분 셀프헬프(self-help) 그룹을 포함해 어떤 종류의 치료도 없이 성공했다.
- 일부 연구 결과에 따르면 자기 변화에 성공한 사람들 중 상당한 비율은 8년 이상의 후속 기간 동안 그 상태를 유지했다.
- 많은 문제적 음주자들이 다시는 중독되지 않았고, 문제가 되지 않을 정도로 적당한 수준에서 알코올 섭취를 유지할 수 있었다.
- 치료를 받으려는 사람들은 그렇지 않은 사람들보다 더욱 심각한 알코올 문제와 그와 관련된 문제가 있었다.

비록 약물 중독에서 자기 변화를 연구한 사례는 거의 없지만, 일반적으로 문제적 음주의 결과들과 부합된다. 요약하면, 약물 중독 문제를 해결하려 할 때 자기 변화는 치료보다 훨씬 흔한 선택지다. 자기 변화자들 중 상당한 비율이 성공하며, 중독 문제를 겪었던 사람들 중 상당한 비율이 때때로 계속해서 약물을 이용하지만 중독 수준으로 돌아가지는 않는다. 그리고 그들은 이런 변화를 꽤 장기간 유지한다. 보통, 치료를 받으려는 사람들은 그렇지 않은 사람들보다 더 심각한 문제가 있다.

　베트남 참전군인들의 경험은 특히 시사하는 바가 있다. 세인트루이스워싱턴대학교 의과대학에 몸담았던 사회학자 리 로빈스(Lee N. Robins)와 그녀의 동료들은 1974년부터 이런 참전군인들을 대상으로 약물 복용과 회복을 다룬, 폭넓게 인용되는 일련의 연구들을 발표했다. 해외에 있을 때 그 병사들 중 약 20퍼센트가 마약에 중독되었다. 그러나 제대 후 귀국하고 나서는 베트남에서 중독자였던 사람들 중 겨우 12퍼센트만이 그 후 3년 동안 일정한 시기에 중독 상태였음이 밝혀졌다. 치료로 중독을 극복한 사람은 5퍼센트 이하였다. 로빈스의 연구에서 추가로 밝혀진 결과는 엄격한 절제 없이도 회복이 가능함을 시사했다. 비록 베트남에서 중독되었던 남자들 중 거의 절반이 귀환 후 다시 마약을 시작했지만 겨우 6퍼센트만이 다시 중독되었다.

　로빈의 연구 결과들은 약물 중독 문제에서 자기 변화의 위력을 보여주지만, 많은 비판을 받기도 했다. 예를 들면, 베트남에서 중독자였던 대부분의 사람들은 입대 전에는 그런 문제가 없었다. 이는 그들이 일반적 약물 중독 인구를 대표할 수 없다는 뜻일 수 있다. 게다가, 그들의 약물 이용은 베트남에서의 복무로 인한 스트레스에서 촉발되었을 수 있다. 따라서 고향으로 돌아오면 끊기가 더 쉬웠을 것이다. 그러나 이 마지막 비판은 제대 후 마약을 계속 복용한 일부 남성 대부분이 중독되지 않았다는 결과와, 그 전쟁에 대한 국내의 대중적 반감 때문에 귀향 후 적응이 무척 어려웠다는 사실 때문에 약화된다.

자기 변화에 성공한 사람들에 대한 연구

문제적 음주를 비롯한 여러 가지 중독의 극복에 자기 변화가 어떤 잠재력을 지니는지 이해하려면 더욱 다양하고 확실한 연구가 필요하다. 연구에서는 '중독' '치료' '회복' 등 중요한 단어를 정의하는 단계부터 의견 차이로 어려움을 겪는다. 과거 행위에 대한 자기 보고의 이용과 비교적 짧은 후속 기간도 문제가 된다. 또한 우리는 의약품 중독에서 자기 변화의 효과를 다룬 연구가 있는지 전혀 알지 못한다. 마지막으로, 약물 중독의 회복이 또 다른 중독으로 대체되지는 않는지 알 필요가 있다. 과거 약물 중독자들 다수가 문제적 음주자가 된다는 사실이 밝혀진 연구가 적어도 한 가지는 있었다. 이처럼 유의할 점이 있으므로, 우리가 보고한 비율은 오로지 대략적 추산으로만 보아야 한다.

초기의 고무적 결과들을 다룬 일부 문헌을 살펴보았으나, 많은 중독 전문가들은 자기 변화의 효과를 그다지 높이 쳐주지 않는 듯하다. 그들이 일반적으로 접하는, 치료를 받으려는 문제적 음주자들과 약물 중독자들을 대상으로 했다면 대체로 그들의 결론이 옳을 수 있다.

그러나 치료를 받으려는 사람들을 일반화해서 문제적 음주자들과 약물 중독자 전체 인구에 적용하면 두 가지 이유에서 옳지 않을 수 있다. 우선, 치료를 받으려는 사람은 그렇지 않은 사람들에 비해 문제가 더 심각할 수 있다. 둘째, 그들은 자기 변화 시도에 반복적으로 실패한 사람들을 과대 대표(overrepresent)할 가능성이 있다.

우리는 중독적 행동을 스스로 변화시키는 데 성공한 사람에게서 많이 배울 수 있을 것이다. 무슨 일을 했든 그들이 한 일은 옳았다. 문제적 음주자들과 약물 중독자들을 연구하는 데서 나아가 우리는 문제적 음주, 흡연, 비만, 문제적 도박 등 여러 문제적 분야에서 자기 변화가 미치는 영향에 관한 연구를 시작하려 한다. 자기 변화에 대해, 그리고 그 효과 여부에 대해 더 잘 알게 된다면 치료 프로그램들의 효과를 증진할 수 있을뿐더러, 치료를 받지 않는 사람들이 중독을 떨치도록 돕는 방법들을 찾을 수 있을지도 모른다.

5-3 건강을 위해 건배?

아서 클라츠키

1842년, 일리노이 금주협회에서 연설하던 에이브러햄 링컨(Abraham Lincoln)은 "중독적 주류(酒類)" 어쩌고 하는 표현을 쓰는 바람에 쌀쌀한 반응과 맞닥뜨려야 했다. "많은 사람들이 그 때문에 괴로움을 당한 게 사실입니다." 미래의 대통령은 지적했다. "하지만 반드시 나쁜 것뿐 아니라 좋은 것에 중독되어도 해로울 수 있다는 생각은 아무도 못 하는 듯합니다."

미국은 알코올이 좋은지 나쁜지 판단하는 데 늘 어려움을 겪어왔다. 모든 알코올음료를 불법화했던 금주법을 기억하는 몇백만 명이 이제는 알코올음료 제조사들이 끊임없이 쏟아붓는, 음주를 부추기는 광고의 물결을 목격한다. 그러나 오늘날 알코올이 그처럼 인기인데도 많은 사람들은 여전히 금주를 미덕으로 여긴다. 확실히 과도한 음주와 알코올 중독은 알코올 중독자와 사회 전반에 미치는 영향 때문에 깊은 우려의 시선을 받을 만하다. 그렇지만 남용의 위험을 우려하는 사람들은 종종 알코올이 제공할 수도 있는 모든 의학적 이익을 감정적으로 부정하곤 한다. 이는 적당한 알코올 섭취가 특정한 심혈관계 질병들, 특히 심장마비와 허혈성 뇌졸중(ischemic strokes : 혈관이 막혀서 생기는 병들)을 막아줄 수 있다는 사실을 포함해 쌓여가는 증거 더미를 무시하는 것이다. 몇 건의 연구 결과, 심지어 치매에 대한 보호 효과까지 나타났는데, 이는 심혈관계 문제와 관련 있을 수 있다.

알코올의 효과

적절한 음주에 관한 논의를 하려면 '적절한'이라는 용어의 잠정적 정의가 필요하다. 가볍다, 적절하다, 심하다를 간단히 정의하려면 다소 임의적이 되지만, 의학 문헌상으로는 적절한 음주의 한계를 하루에 표준 사이즈(standard-size) 두 잔으로 정한다. 연구 결과에 따르면 그 이상 마시면 전반적으로 건강에 해로울 수 있다. 단, 성별과 연령을 비롯한 몇몇 요인에 따라 한계선에는 개인차가 존재한다.

적절히 알코올을 이용하면 관상동맥 질환 위험을 낮춰준다는 주된 의학적 이점이 있다. 심장으로 혈액을 전달하는 동맥이 경화하거나 두터운 혈전(血栓)이 축적되는 것이 이 병의 원인이다.

아테롬성 동맥경화증에 걸리면 심장으로 들어가는 혈류가 제한되고, 혈관을 막는 혈전 형성이 촉진된다. 그랬을 때 협심증(심장 근육의 산소 수치 저하로 인한 가슴의 통증)과 심장마비(혈전이 쌓이거나 혈관이 좁아져 혈액이 심장에 전달되지 않을 때 발생하는 심장 조직의 사망)를 일으키거나 종종 돌연사를 유발하기도 한다. 관상동맥 질환의 증상은 보통 젊은 나이에 시작되지만 완전한 질환으로 발전하는 데는 몇십 년이 걸린다. 개발도상국에서 가장 흔한 형태의 심장병인 관상동맥 질환은 심혈관계 질환으로 인한 사망률의 약 60퍼센트와, 이런 국가들의 총 사망률 중 약 25퍼센트를 차지한다.

병리학자들은 1900년대 초기에 알코올의 효능에 대한 실마리를 최초로 밝혀냈다. 알코올성 간경변으로 사망한 사람들의 대동맥이 놀랍도록 '깨끗하다'

(즉 동맥경화가 없다)는 사실이 밝혀진 것이다. 알코올이 기본적으로 동맥의 혈전을 용해하는 모호한 용해제라는 하나의 가설이 이를 설명해주었다. 심한 음주자들은 미처 동맥경화가 생기기도 전에 죽었다는 설명도 있다. 그러나 어느 쪽도 음주자들의 깨끗한 동맥을 제대로 설명하지 못했다.

캘리포니아 주 오클랜드 소재 카이저퍼머넌트병원의 게리 프리드먼(Gary D. Friedman)이 혁신적 생각을 떠올린 1960년대 후반, 좀 더 효과적으로 보이는 단서가 등장했다. 컴퓨터를 이용해 심장마비의 알려지지 않은 예측 요인들을 밝혀낸다는 것이다. 그리하여 컴퓨팅의 위력 덕분에 처음으로 심장마비 희생자들과 비슷한 위험 요인을 가진 건강한 사람들을 밝혀낼 수 있었다. 그런 위험 요인들은 흡연·혈압·당뇨병·저밀도 지질단백질(달리 말해 고수치의 '나쁜' 콜레스테롤)·고밀도 지질단백질(달리 말해 저수치의 '좋은' 콜레스테롤)·남성이라는 성별, ·관상동맥 질환 가족력 등이었다. 프리드먼은 그 후 환자들과 새롭게 발견된 대조군을 몇백 가지 방면에서 비교함으로써 심장마비 예측 변수들을 탐색했다. 예를 들면 운동과 식이 습관, 다양한 혈중 화합물에 대한 반응 수위 등이었다. 그런데 컴퓨터들은 놀라운 발견을 하나 꺼내놓았다. 바로 알코올을 섭취하지 않는 사람들의 심장마비 위험이 높게 나타난다는 사실이었다.

수많은 연구가 알코올 이용을 흡연과 별도의 행동으로 검토하지 않은 탓에 그러한 연관성을 놓치고 말았다. 이제는, 종종 흡연도 하는 음주자들에게서는 흡연의 부정적 영향이 알코올의 이로운 효과를 상쇄한다는 것을 알게 되었다.

1974년에 나는 카이저퍼머넌트의 동료들인 프리드먼, 에이브러햄 시글라웁(Abraham B. Siegelaub)과 함께 흡연은 하지 않지만 적당히 음주는 하는 사람들을 검사한 결과를 발표했다. 아마도 우리는 그러한 발표를 한 최초의 사람들이었을 것이다. 우리는 알코올 섭취와 심장마비 위험 감소에 명확한 관계가 있음을 발견했다.

그 후, 다양한 국가에서 여러 인종 집단의 남녀 모두를 대상으로 한 연구가 몇십 건 시행되었고, 과거의 알코올 섭취와 현재 건강의 관계가 밝혀졌다. 이들 연구에서는 가볍게 적절한 정도로 음주를 하는 사람들에 비해 금주자들은 치명적인 혹은 그렇지 않은 관상동맥 질환을 더 자주 겪는다는 사실이 확인되었다. 2000년에 이탈리아 밀라노-비코카대학교의 조반니 코라오(Giovanni Corrao), 핀란드 애르벤패중독병원의 카리 포이코라이넨(Kari Poikolainen)과 동료들은 알코올 섭취와 관상동맥 질환의 관계에 대해 이전에 발표된 연구 결과 28건을 종합했다. 이러한 메타분석을 통해 그들은 매일 알코올 섭취량이 0에서 25그램으로 증가할 때 관상동맥 질환의 발달 위험이 하락한다는 것을 발견했다. 25그램(두 잔 정도의 알코올 함량)대에서 심장마비나 사망 등 심각한 관상동맥 질환 사건을 겪을 위험은 술을 전혀 마시지 않는 사람에 비해 20퍼센트 더 낮았다.

심지어 알코올이 관상동맥 질환으로 인한 사망 위험에 발휘하는 보호 효과를 다룬 최근의 데이터는 더욱 인상적이다. 2002년 11월 미국심장협회의 한 회합에서 나는, 카이저퍼머넌트의 동료들인 프리드먼, 메리 앤 암스트롱(Mary

Anne Armstrong), 해럴드 킵(Harald Kipp) 등과 함께 1978~1985년 검사를 받은 환자 12만 8,934명에 대한 갱신된 분석 결과를 토론했다. 그들 중에서 1만 6,539명은 1978~1998년 사망했는데, 그중 관상동맥 질환으로 사망한 사람은 3,001명이었다. 우리는 하루에 한두 잔 알코올음료를 섭취한 사람은 관상동맥 질환으로 사망할 확률이 금주자들보다 32퍼센트 더 낮다는 사실을 발견했다.

알코올이 심혈관계의 건강에 그처럼 눈에 띄게 심오한 영향을 미치는 기전은 일차적으로 콜레스테롤 수치와 혈전으로 설명할 수 있다. 혈중 지질, 달리 말하면 지방은 관상동맥 질환에서 핵심 역할을 한다. 적당한 음주자들은 심장을 보호하는 고밀도 지질단백질이 10~20퍼센트 더 높다는 사실을 보여주는 수많은 연구가 있다. 운동과 일부 의약품을 통해서도 고밀도 지질단백질 수치가 높아지는데 이 수치가 높은 사람들은 관상동맥 질환 위험이 낮다.

그 이유는 고밀도 지질단백질은 다른 능력에 더해 저밀도 지질단백질을 재활용이나 제거를 위해 간으로 돌려보내는 능력이 있기 때문이다. 그랬을 때 혈관 벽에 콜레스테롤과 아테롬성 혈전들이 덜 축적된다. 비록 두 유형 다 보호 효과를 나타낸다고는 해도, 알코올은 운동으로 증가되는 유형(HDL2)과는 유형이 다른 고밀도 지질단백질(HDL3)에 더 큰 영향을 미친다. (간에서 알코올의 고밀도 지질단백질 증가 역할을 담당하는 듯한 생화학적 경로들은 완전히 밝혀지지 않았다. 아마도 알코올이 고밀도 지질단백질 생성에 관여하는 간 효소들에 영향을 미치는 듯하다.) 알코올의 구체적 기여를 확인하는 것을 목표로 한 개별적 분석 세

건 모두, 음주자들의 높은 고밀도 지질단백질 수치가 관상동맥 질환 위험을 저하시키는 효과에 절반 정도는 기여한다는 것을 시사한다.

어쩌면 알코올은 혈전의 이면에 있는 복잡한 생화학적 연쇄 반응을 교란하는지도 모른다. 그 반응은 부적절하게 발생하면, 예컨대 동맥의 아테롬과 관련된 부분들에서 일어나면 심장마비를 유발할 수 있다. 혈전들의 세포 부품인 혈소판들은 알코올이 있으면 덜 '끈적'해지므로 뭉칠 가능성이 낮아진다. 단, 이러한 의문에 대한 데이터는 아직 모호한 수준이다. 브라운대학교 병설 기념병원의 라파엘레 랜돌피(Raffaele Landolfi)와 맨프레드 스타이너(Manfred Steiner)는 알코올 섭취가 프로스타시클린(prostacyclin) 수치를 높인다는 사실을 밝혀냈다. 그 물질은 혈전을 촉진하는 트롬복산(thromboxane) 수치에 관여해 항응혈 작용을 한다. 서던캘리포니아대학교 켁의과대학원 월터 러그(Walter E. Laug)는 알코올이 혈전 용해 효소인 플라스미노겐(plasminogen) 활성화 인자의 수치를 높인다는 것을 보여주었다. 마지막으로 몇몇 연구는, 알코올이 또 다른 혈전 촉진제인 피브리노겐(fibrinogen) 수치를 낮춘다는 사실을 알려주었다.

전반적으로, 알코올의 항응혈 능력은 고밀도 지질단백질의 효과에 비하면 덜 확실하고, 과도한 음주는 혈소판 응고 등의 효과를 역전시킬 수 있다. 그렇다고는 해도 항혈전 효과는 적절하게 음주를 하는 사람들의 심장마비 위험 저하에 한몫하는 것으로 보인다. 더욱이, 연구를 통해서 하루 두 잔에 훨씬 못 미치게, 예컨대 일주일에 서너 잔 정도 술을 마실 때 관상동맥 질환에 미치는 이로운 영향들이 입증되어왔다. 항혈전은 고밀도 지질단백질 수치에 크게 영향을 주기에는 불충분해 보이는 이런 소량의 알코올이 제공하는 보호 효과에서 중요한 요소가 되는 듯하다.

알코올은 이처럼 주로 고밀도 지질단백질 수치를 높이고 항혈전 작용을 함으로써 심장병 위험을 떨어뜨리지만 다른 방식으로도 활약할 가능성이 있다. 적절한 음주는 관상동맥 질환의 강력한 예측 변수인 제2형 당뇨병(성인 당뇨병) 위험을 떨어뜨림으로써 관상동맥 질환의 위험을 간접적으로 감소시킬 가능성이 있다. 이러한 효과는 인슐린 민감성 향상과 관련이 있어 보이며, 적절한 포도당 이용을 촉진한다. (그러나 과음은 혈당치 상승과 관련이 있음이 밝혀졌다. 혈당치 상승은 미래의 당뇨병의 표지가 된다.) 염증이 관상동맥 질환에 관여한다는 증거도 증가한다. 관상동맥 질환을 예방하는 알코올의 능력은 어쩌면 혈관을 둘러싼 내피 조직에서 일어나는 항염증 작용과 관련이 있을지도 모른다.

알코올의 효과를 덥석 받아들이기 전에, 전염병 학자는 어딘가에서 작용하는지도 모를 숨은 요인들을 파악하고자 노력한다. 예를 들면 평생 금주한 사람은 알코올과는 무관하게 심리적 기질, 식이 습관, 육체적 운동, 습관이 음주자들과 다를까? 반대로 말하면 그 요인들은 알코올의 부재와 연관 짓지 않고도 그들의 높은 관상동맥 질환 발병 위험을 설명할 수 있을까? 그런 기질들이 알코올의 명백한 보호 효과를 설명할 수 있으려면 성별, 국가, 인종 집단들에 보편적으로 존재할 필요가 있다. 그런 기질들이 하나도 밝혀지지 않았음을 감안하면, 가벼운 수준에서 적당한 수준의 음주가 실제로 심혈관계 건강을 증진한다는 것이 더욱 단순하고 타당한 설명이다.

사실, 인과관계의 확정에 필요한 대부분의 표준 전염병학 기준에 충족되는 증거들을 구할 수 있다. 가볍고 적절한 알코올 섭취와 건강의 관계를 살펴본 수많은 연구들은 일관적 결론에 도달한다. 기존의 전향적 연구들은 정확한 시간적 순서대로 행해진다. 즉 개인의 관심 습관을 파악한 후 정기적으로 건강검진을 하고, 알코올 이용자들이 금주자들과 다른 건강상 내력을 나타내는 것을 확인한다. 알코올과 관련된 긍정적 효과들은 생물학적으로 그럴듯한 메커니즘에 기여하는 듯하다. 알코올이 모든 질병에 전반적으로 효과적이진 않지만 심혈관계 건강에는 구체적 효과가 있다. 그리고 알려진 '교란 요인', 즉 한 피실험자의 심혈관계 상태와 관련이 있을 법한 여러 가지 알코올 관련 요인들과는 독립적으로 알코올의 효과를 밝힐 수 있다.

30퍼센트의 위험 절감 효과는, 아마도 일부 사람들에게 놀라워 보일 수도 있지만 앞서의 주장에 비하면 근거의 확실성은 더 떨어진다. 알려지지 않은 강력한 교란 요인 하나가 여전히 그 관계에 한몫을 할 수 있기 때문이다. 극단적 예를 한 가지 들면, 관상동맥 질환 위험을 60퍼센트 감소시키는 유전자들이 있다고 가정해보자. 그리고 그것이 적당한 양의 알코올을 선호하는 강력한 성향을 유발한다고 치자. 그 유전자들이 발휘하는 독립적 결과들은 서로 인과관계인 것처럼 보일 수 있다. 그러나 사실상 그런 교란 요인은 알려져 있지 않고 존재할 것으로 보이지도 않는다.

과음이 적절한 음주보다 더 많은 보호 효과를 제공하지는 않으므로, 이처럼 명확한 복용량-반응 관계가 존재하지 않는다는 약점도 있다. 그럼에도 이렇게 수집된 데이터는 통제된 음주가 심장에 이롭다는 사실을 내세우기 위한 강력한 근거가 된다. 그러나 인간 연구에서 황금률로 여겨지는 유의 연구(전향적인 무작위적 맹검 임상 시험)가 아직 이루어지지 않았다는 점을 짚고 넘어가야겠다. 예를 들면 거대한 비음주자 집단을 대상으로, 그중 절반은 연구자들도 모르게 무작위로 피실험자를 선택하여 적절한 음주 요법을 시작하게 하고, 나머지 절반은 금주자로 남게 한다. 그 후 몇 년간 두 집단을 추적해 심혈관계 질환과 심장과 관련된 사망에서 나타나는 최종 차이를 탐색한다.

마실까? 말까?

대다수 사람들이 알코올의 건강상 이점 때문이 아니라 다른 이유에서 술을 마신다. 또한 그중 다수는 이미 심혈관계 질환을 촉진할 정도로 과도한 알코올을 음용한다. 그런데 알코올이 미치는 긍정적 영향에 대해 축적된 연구 결과는 내과의들을 고민에 빠지게 만든다. 어떻게 보면 가벼운 혹은 적절한 음주가 금주보다 심장 건강에 이로워 보이는 사람들도 있다. 또 어떻게 보면 심한 음주의 위험은 확실해서 간경화, 췌장염, 특정한 암, 퇴행성 신경계 질환(degenerative neurological disorders) 등 비심혈관계 질환을 유발할 뿐 아니라 엄청난 사고, 살해, 자살에 한몫을 한다. 또한 태아 알코올 증후군(fetal alcohol syndrome)이라는* 병도 있다. (가벼운 정도에서 적절한 정도의 음주는 이

*여성이 임신 기간에 술을 과도하게 마실 때 일부 태아에게 정신적·신체적 결함이 나타나는 증후군.

런 문제들 중 무엇과도 결정적 관련성을 보이지 않았다. 하지만 일부 심한 음주자들의 음주량 축소 보고는 몇 가지 증상에 대한 문제를 불명확하게 한다.)

또한 심한 음주는 심혈관계 질환의 원인이 되기도 한다. 과다한 알코올은 알코올성 심근증, 즉 너무 약해진 심장 근육이 효과적으로 펌프질을 하지 못하게 되는 증상을 유발할 수 있다. (그 자체로 관상동맥 질환, 뇌졸중, 심부전과 신부전의 위험 요인이 되는) 고혈압, 뇌내 또는 뇌 표면 혈관이 터지는 출혈성 뇌졸중도 마찬가지다. 과도한 알코올 섭취는 또한 '휴일심장증후군(holiday heart syndrome)'과 관련이 있는데, 이는 심장의 리듬을 관장하는 전류 신호가 교란되는 증상이다. 사람들이 과도한 음주를 즐기는 특정 휴일에 빈도가 증가해서 이러한 병명이 붙었다.

심부전은 다양한 심혈관계 질환들에서 흔히 마지막으로 나타나는 증상이다. 심부전은 보통, 심장이 체내 혈액 공급 기능을 정상적으로 못 하는 증상으로 정의할 수 있으며, 60퍼센트는 관상동맥 질환, 나머지 40퍼센트는 다른 질환들과 관련된다(고혈압, 심장판막 질환, 그 밖의 심근증들). 우리 연구팀의 최근 보고서는 관상동맥 질환과 연관된 심부전이 알코올 음주자들에게서 실질적으로 낮게 나타났다는 결과를 보여주었다. 이는 알코올의 양과는 상관이 없었다. 한편 다른 심장 문제들과 연관된 심부전은 적절한 음주와는 무관했고 심각한 알코올 음주자들의 발병 가능성이 더 높았다.

알코올의 잠재적 위험을 감안할 때, 개인과 그 주치의들은 생활하면서 알코올음료를 마실지 말지, 만약 마신다면 어느 정도여야 할지 어떻게 결정할 수 있을까? 한 개인의 음주 문제를 적절히 예측하는 능력이 있다면 엄청난 도움이 될 것이다. 적절한 음주의 결과로서 가장 반박이 적은 것은 음주로 인한 문제 발생이다. 알코올 관련 문제나 질환에 대한 가족력과 개인력을 바탕으로 개인적 위험의 근사치를 얻을 수 있다. 물론 간 질환이나 알코올 중독 등도 고려해야 한다. 그러나 알려진 요인들을 계산에 넣는다 해도, 만년에 예측할 수 없는 사건들이 음주 습관의 해로운 변화를 일으킬 수도 있다.

정확히 이런 위험들 때문에 알코올에 관한 공공 보건은 최근까지 심한 음주의 끔찍한 사회적·의학적 결과들을 방지하는 데만 초점을 맞추었다. 그리고 사회에서 총 알코올 소비와 알코올 관련 문제의 상호 관계는 사회적으로 금주 캠페인의 정당화하에 이용되었다. 궁극적으로는 한층 복합적 메시지가 필요하다. 단순히 금주를 권하는 것은 관상동맥 질환 위험이 높고 알코올 관련 문제 위험이 낮은, 가벼운 음주 습관이 확실히 자리 잡은 사람들(인구의 큰 부분을 차지한다)에게 건강을 위한 적절한 조언이 아니다. 물론 이 집단에 가장 중요한 조치는 적절한 식단과 운동이며, 이는 비만·당뇨병·고혈압·고콜레스테롤에 대한 효과적 해법이다. 금연 또한 중요하다. 그렇지만 이들의 건강한 활동을 위한 목록에는 가벼운 음주가 들어갈 자리가 있다. 가볍고 적절하게 술을 마시는 대다수는 이미 심혈관계 보호에 가장 적합한 정도로 알코올을 섭취하고 있고, 지금 하는 대로 계속해야 한다.

금주자들에게 건강을 위해 술을 마시라고 무분별하게 권하는 것은 금물이다. 이들은 대부분 술을 마시지 않는 타당한 이유가 있다. 그런데 예외도 있다. 관상동맥 질환이 있는 사람이 술을 '딱 끊어버리는' 것이다. 담배를 끊고, 스파르타식 다이어트를 하고, 운동을 시작하고, 좋은 의도로 밤에 마시는 맥주 한 병이나 포도주 한 잔의 습관을 포기하는 것. 이 스스로 부과한 절제는 그만두어야 한다. 게다가, 술을 드물게만 마시는 다수의 사람들은 하루 한 잔의 표준 음주량까지 알코올 섭취를 늘리는 것을 고려해보아도 좋을지 모른다. 특히 관상동맥 질환 위험이 높고 알코올 관련 문제의 위험이 낮은 40세 이상의 남성과 50세 이상의 여성들이라면 더욱 그러하다. 그런데 여성은 알코올의 한 가지 결점을 염두에 둘 필요가 있다. 몇몇 연구들은 과음과 유방암의 위험 증가를 연결 짓는다. 심지어 가벼운 음주까지도 문제 삼는 몇몇 연구가 있다. 유방암은 폐경 후 여성에게서 심장병보다는 덜 흔하게 나타나지만 확실히 꽤 심각한 병이다. 보통은 단기적으로 관상동맥 질환 위험이 낮아서 알코올이 순환계에 미치는 긍정적 영향에서 크게 득을 보지 못할 젊은 여성이라면 유방암 위험과의 이 잠재적 연결 고리는, 알코올의 전반적 위험과 이득을 저울질할 때 매우 중요하다. 많은 공공 보건 관료들은 여성들에게 하루 한 잔으로 음주를 제한할 것을 권한다.

그렇다면 알코올과 건강의 관계에 관해 유일하게 명확한 메시지는, 모든 심각한 음주자들은 술을 줄이거나 끊어야 하며, 알코올 중독에 관한 가족력 또는 개인력이 있거나, 기존에 간 질환이 있는 경우처럼 알코올과 관련된 특별한 위험을 가진 사람도 마찬가지라는 사실이다. 그러나 알코올의 잠재적 위험과 혜택은 이와 별개로 개인별로 평가하는 것이 최선이다. 나는 심혈관계

외과의 로저 에커(Roger R. Ecker)와 함께, 건강 전문가들과 그들의 환자들이 각 개인에게 (만약 섭취한다면) 어느 정도 알코올이 적당한지 판단할 때 도움이 될 알고리즘을 작성했다.

간단히 말해, 건강 전문가들은 알코올 사용과 관련해 균형 잡힌 객관적 가이드라인을 환자들에게 제시해야 하며, 각 개인에게 적합하도록 그 권고를 조정할 필요가 있다. 나는 인구 중 선택된 일부에게 혜택을 제공할 가능성이 있는 알코올에 대해 명확하고 안전한 섭취 한계선을 긋는 것이 가능하다고 믿는다. 고대 그리스인들은 "모든 것의 중용"을 촉구했다. 30년간의 연구는 이 격언이 알코올에 관해서는 특히 적절하다는 사실을 보여준다.

5-4 첫 모금에 반하다

조세프 디프란차

의사 개업을 앞두고 연수를 받던 시절 니코틴 중독에 관한 한 가지 통념을 배웠다. 내과의들은 사람들이 주로 쾌락을 위해 흡연을 하고, 심리적으로 그 쾌락에 의존한다고 오래전부터 믿었다. 니코틴 효과에 대한 내성은 더욱 잦은 흡연을 부추긴다. 흡연 습관이 심각한 빈도(하루 약 다섯 개비)에 이르면 니코틴이 혈액에 상존하며, 육체적 의존이 시작된다. 이는 보통 담배를 몇천 개비 피우고 몇 년간 흡연을 한 후에 일어난다. 마지막 담배를 피운 지 몇 시간이 안 되어, 중독된 흡연자는 니코틴 금단 증상을 경험한다. 안절부절못하고, 짜증이 나며, 집중이 안 되는 등의 증상이다. 이러한 이해에 따르면, 하루 다섯 개비보다 적게 담배를 피우는 사람은 중독이 아니다.

나는 이 같은 지식으로 무장한 채 그런 교과서를 읽은 적이 없는 전형적 환자를 만나게 되었다. 일상적 건강 진단 과정 중 한 사춘기 소녀가 자신은 겨우 두 달 전에 흡연을 시작했는데도 도저히 끊을 수가 없다고 말했다. 나는 이 환자가 틀림없이 아웃라이어(outlier)이며* 중독이 진행되려면 몇 년은 걸린다는 법칙의 희귀한 예외라고 생각했다. 하지만 호기심이 생긴 나는 지역 고등학교에 가서 학생들에게 흡연에 관한 인터뷰를 실시했다. 거기서 만난 한 14세 소녀는 내게

*변수의 분포에서 비정상적으로 분포를 벗어난 값으로, 일반적 범주를 벗어난 사람을 가리키는 은유적 표현으로도 쓰인다.

자신이 두 번이나 진지하게 금연을 시도했지만 두 번 다 실패했다고 털어놓다. 정신이 번쩍 들었다. 왜냐하면 그 소녀는 두 달간, 일주일에 겨우 담배 몇 개비를 피운 게 다였기 때문이다. 금단 증상에 대한 소녀의 묘사는 하루 두 갑을 피우는 내 환자들의 하소연과 똑같이 들렸다. 매일 피우지 않는데도 이처럼 급속히 시작된 금단 증상은 니코틴 중독에 관해서 알던 대부분의 사실과 모순되었다. 그래서 그 통념의 근원을 추적해 들어간 나는, 내가 배운 모든 것이 그저 형편없는 지레짐작일 뿐이었음을 발견했다.

국립암연구소와 국립약물남용연구소(National Institute on Drug Abuse, 이하 NIDA)의 지원을 받은 나는 지난 10년간 초짜 흡연자들에게서 니코틴 중독이 어떻게 발전하는지 탐구했다. 나는 이제 서두에서 묘사한 중독의 모델이 허구임을 안다. 나는 연구를 통해서 니코틴은 (겨우 한 개비의) 제한적 노출로도 뇌를 변화시켜, 그 신경세포들을 조절해 흡연에 대한 갈망을 자극한다는 새로운 가설을 지지하게 되었다. 이러한 개념이 옳은 것으로 입증된다면 언젠가는 금연에 도움을 줄 새로운 약물들을 비롯해 치료법 개발에 대한 희망적 전망을 연구자들에게 제공할 것이다.

중독의 특성

1997년 우스터 소재 매사추세츠대학교 의과대학의 동료들과 처음 이 연구를 시작하면서 우리는 중독의 첫 증상이 나타날 때 이를 탐지할 믿음직한 도구를 개발하는 데 최초로 도전했다. 나는 자주성의 상실이 중독을 정의하는 특성이라고 주장했다. 흡연자가 담배를 끊으려면 노력이 필요하거나 불편함을 느껴야 한다는 것을 깨닫는 시점에 이러한 상실이 나타난다. 이를 탐지하기 위해 나는 니코틴 중독 점검표(Hooked on Nicotine Checklist, 이하 HONC)를 만들었다. 이 설문들에 대한 답 중 "Yes"가 하나라도 나오면 중독이 시작되었다는 뜻이다. 이제 13개 언어로 번역되어 쓰이는 HONC는 니코틴 중독을 측정하는 가장 철저히 검증된 방법이다(이 점검표는 다른 약물을 연구할 때도 손쉽게 적용할 수 있다).

우리는 3년간 청년들 몇백 명에게 반복적으로 HONC를 실시했다. 알고 보니 급격히 중독이 시작되는 것은 매우 흔한 현상이었다. 지금까지는 중독이 시작되는 가장 가능성 높은 시점을 첫 담배를 피운 지 몇 달 후로 본다. 흡연에 대한 갈망과 금연 시도 실패를 포함해 HONC의 모든 증상은 첫 흡연 몇 주 이내에 나타날 수 있다. 첫 증상이 나타났을 때 청년들은 평균적으로 일주일에 겨우 담배 두 대를 피우고 있었다. 이 같은 데이터는 기존 통념을 박살내면서 중독의 시작에 대한 풍부한 통찰력을 제공했다. 하지만 2000년 2월 이러한 발견을 발표하고, 겨우 한두 대만 피워도 일부 청년들에게서 중독 증상이 진행된다고 주장했을 때, 나는 교과서를 제대로 읽지 않은 교수라는 비판을 다방면에서 받았다.

많은 일반인들이 자신의 경험을 바탕으로, 내가 제대로 방향을 잡았다고 말했다. 하지만 나의 이론을 믿는 일부 과학자들은 이를 공개적으로 인정함으로써 평판이 나빠질 위험을 감수하려 하지 않았다. 회의주의가 널리 퍼졌다. 어떻게 그토록 빨리 중독이 시작될 수 있을까? 혈중 니코틴 수치가 지속적으로 유지되지 않을 때 흡연자에게 금단 증상이 나타나는 이유는 무엇일까?

시간이 흐르고 맥길대학교의 제니퍼 올로클린(Jennifer O'Loughlin), 컬럼비아대학교의 데니스 캔들(Denise Kandel), 뉴질랜드 오클랜드대학교의 로버트 스크래그(Robert Scragg)가 이끄는 연구팀들이 나의 발견 모두를 복제하면서 나는 오명을 벗었다. 이제 다수의 연구를 통해 초심 흡연자들에게 니코틴 금단 증상이 흔하게 나타난다는 것이 사실로 확정되었다. 중독 증상을 경험한 사람들 중 10퍼센트는 처음 담배를 피고 이틀 이내에, 25~35퍼센트는 한 달 이내에 증상이 나타났다. 뉴질랜드 청년들을 대상으로 한 대규모 연구에서, 25퍼센트는 한 개비에서 네 개비를 피운 후에 증상이 나타났다. 그리고 HONC 증상이 초기에 출현하면 매일의 흡연으로 발전할 확률이 거의 200배나 증가되었다.

이런 결과들은 어떻게 담배 한 대가 중독의 시작을 촉발하기에 충분할 정도로 니코틴이 뇌를 바꾸어놓는가 하는 질문을 제기한다. 초기에 실험실 동물을 대상으로 한 연구는 (하루 1~3팩에 해당하는) 니코틴 고함량에 만성적으로 노출되면 니코틴과 친화력이 높은 신경세포 수용체들의 수치 증가를 자극한다는 것을 발견했다. 인간 흡연자들을 부검한 결과 뇌의 전두엽, 해마체, 소뇌에서 신경세포 수용체의 50~100퍼센트 증가가 드러났다.

나는 듀크대학교에 있는 시어도어 슬로트킨(Theodore Slotkin)을 설득해,

이 수용체의 이른바 상향 조절(up-regulation)을* 촉진하는 데 필요한 최소한의 니코틴 노출 기준 을 결정해달라고 했다. 그의 팀은 며칠 연속해서

*호르몬이나 신경전달물질 등 작용하는 물질의 농도에 따 라서 세포막에 있는 수용체 수 가 증가하는 현상을 말한다.

생쥐들에게 (한 대에서 두 대에 해당하는) 소량의 니코틴을 집행하고, 둘째 날에 (장기 기억에 관여하는) 해마체에서 상향 조절을 발견했다. 이어서 캘리포니아 대학교 로스앤젤레스캠퍼스의 아서 브로디(Arthur Brody)와 동료들은 담배 한 대의 니코틴 함량이 뇌내 니코틴 수용체의 88퍼센트를 점유하기에 충분하다 는 사실을 밝혔다. 비록 수용체 상향 조절이 중독에 어떤 역할을 하는지는 불 분명하지만, 이런 연구들은 청년들이 첫 담배를 피우고 겨우 이틀 만에 금단 증상을 느끼는 것이 생리적으로 가능함을 알게 해준다.

중독 연구자들에 따르면, 금단 증상은 약물 유도 항상성 적응(drug-induced homeostatic adaptations : 신체 기능과 화학물질의 균형을 유지하려는 시도)에서 유 발된다. 예를 들면 특정한 중독성 약물은 신경전달물질(신경세포들 간에 신호 를 전송하는 화학물질) 생산을 증가시키고, 그 반응으로 신체는 이러한 화학물 질을 억제하도록 적응한다. 그런데 이용자가 약물을 끊으면 억제가 과도해지 고 금단 증상이 나타난다. 이처럼 금단과 관련된 적응은 첫 흡연 후에 급속히 발달한다는 것을 알 수 있다. 모르핀 등 다른 중독적 약물들도 매우 빠르게 이 와 비슷한 변화를 만들어내기 때문이다. 신참 흡연자들은 불을 피우지 않고 몇 주를 버티지만 장기 흡연자 대다수는 겨우 한두 시간 만에 다음 담배를 갈 망하는 자신을 깨닫곤 한다. 놀랍게도, 중독 초기 단계에서는 담배 한 대로 몇

달간 금단 증상을 억누를 수 있다. 비록 니코틴은 하루 안에 신체에서 사라지지만…….

뇌에 니코틴을 들이부은 효과는 그 사건 자체보다 더 오래 머무른다는 것으로 이 놀라운 사실을 설명할 수 있다. 니코틴은 아세틸콜린(acetylcholine), 도파민(dopamine), 감마 아미노낙산(gamma aminobutyric acid, 이하 GABA), 글루타메이트(glutamate), 노르아드레날린(noradrenaline), 오피오이드 펩타이드(opioid peptide), 세로토닌(serotonin) 등의 생화학적 화합물에 관여하는 뇌의 회로에 방아쇠를 당긴다. 생쥐에게서, 니코틴 1회 복용량은 적어도 한 달간 해마체의 노르아드레날린 합성을 증가시켰고, 특정한 신경적·인지적 기능에 미치는 니코틴의 효과 역시 몇 주간 지속된다. 비록 이런 현상들 중 무엇이 금단 증상과 관련이 있는지는 알려지지 않았지만, 이들은 니코틴의 효과가 뇌에서 그 존재보다 훨씬 오래간다는 사실을 성립시킨다.

최후의 흡연과 금단 증상의 시작 사이에 아무 증상이 없는 기간을 금단 증상 전 잠재기(latency to withdrawal, 이하 LTW)라고 한다. 신참 흡연자들은 LTW가 길고, 몇 주 만에 피우는 담배 한 대로도 금단 증상을 억누를 수 있다. 그러나 반복된 흡연으로 내성이 발달하면서 각 담배의 영향력은 줄어든다. LTW가 짧아지고, 담배는 금단 증상을 쫓기 위해 갈수록 짧은 시간 간격으로 배치되어야 한다. 이처럼 LTW가 줄어드는 현상은 의존성 관련 내성(dependence-related tolerance)이라고 불린다. 밤새 나타날 수 있는 금단 관련 적응들과 비교하면 의존성 관련 내성은 전형적으로 매우 느린 속도로 발달한다. LTW가 하루 다섯 대 담배를 피워야 할 정도로 짧아지려면 몇 년이 걸릴 수도 있다. 그렇다면 현실적으로, 금단 증상은 우리의 생각과는 달리 장기적 과용의 원인이지 결과가 아니다.

민감화-항상성 이론

나는 흡연자들이 흡연의 쾌락에 중독된다는 생각에 늘 회의적이었는데, 중독 증상이 가장 심한 내 환자들 중 일부는 그 습관을 증오했기 때문이다. 만약 통념이 옳다면, 가장 중독된 흡연자들이 가장 흡연을 즐겨야 하지 않을까? NIDA의 에릭 물챈(Eric Moolchan)은 시간이 지날수록 청년들의 중독 정도가 심화될지라도 흡연의 쾌락은 저하한다고 보고했다. 이런 결과를 설명하려면 새로운 이론이 필요하다.

니코틴 중독의 빠른 시작을 이해하려 애쓰는 동안, 불현듯 한 가지 역설이 떠올랐다. 일반적 관찰자의 눈에 명확하게 보이는 니코틴의 유일한 작용은 갈망 그 자체에 대한 갈망을 일시적으로 억제한다는 것이다. 비록 이전에 거기에 노출되었던 사람들만 그 갈망을 느끼지만……. 어떻게 하나의 약물이 갈망을 만드는 동시에 억제할 수 있을까? 나는 니코틴의 직접적이고 즉각적인 작용이 갈망 억제에 있다는 점, 그리고 이러한 작용은 이후의 니코틴 복용이 처음의 복용보다 더 큰 반응을 촉발하기 때문에 극도로 증폭될 수 있다는 점을 고찰하기 시작했다(모든 중독적 약물들에 공통으로 나타나는 이런 현상을 민감화 sensitization라고 한다). 그렇다면 뇌는 니코틴의 작용에 맞서 재빨리 금단과 관련된 구조를 발전시키고, 이에 따라 항상성 균형을 되찾을 것이다. 하지만 니코틴 효과가 떨어지면, 이런 적응들은 다시금 흡연에 대한 갈망을 자극할 것이다.

이 민감화-항상성 이론에 따르면 니코틴은 쾌락을 일으키기 때문에 중독적인 것이 아니라 단순히 갈망을 억제하기 때문에 중독적이다. 니코틴은 신경세포를 자극하므로, 나는 그것이 뇌의 갈망 억제 시스템에서 신경세포들을 활성화하는 모습을 그려보았다. 그렇다면 이렇게 가정된 시스템의 활성화는 갈망을 생성하는 보상 시스템의 활동을 억제할 것이다. 갈망 생성 시스템의 자연적 역할은 감각 신호(광경과 냄새 등)들을 받아들여 그들을 보상 대상(음식 등)들의 기억과 비교하고, 식욕 증진 행위(먹기 등)들을 자극하고 지시하기 위한 갈망을 일깨우는 것이다. 갈망 억제 시스템의 역할은 적절한 시점에 식욕 증진 행동을 멈추도록 포만 신호를 보내는 것이리라.

신체는 이 두 시스템의 균형을 맞추려고 노력할 터이므로, 갈망 생성 시스템에 대한 니코틴 유도 억제는 금단과 관련된 구조의 발달에 방아쇠를 당기고, 이는 그 시스템의 활동성을 끌어올릴 것이다. 금단 증상 동안, 니코틴 억제 효과가 떨어지면, 갈망 생성 시스템은 흥분 상태에 있을 테고, 이는 다시금 흡연에 대한 과도한 욕망을 낳을 것이다. 뇌 활동의 이런 방향 전환은 신경세포 수용체의 배치가 급속히 변하면서 일어날 수 있다. 이로써 왜 겨우 한 차례 흡연한 후에 청년들의 담배에 대한 갈망이 시작되는지 설명할 수 있다.

이 모델에 대한 최초의 근거는 인간에 대한 다수의 기능적 자기공명영상

가설 : 빠른 중독

연구자들은 금단 증상이 초짜 흡연자들에게서 그렇게 빨리 발달하는 이유를 설명하기 위해 새로운 이론을 제시해왔다. 비록 논란의 여지가 있지만, 이 모델은 언젠가 담배 중독에 대한 더 나은 이해로 이어질지도 모른다.

건강한 균형 상태

비흡연자의 경우, 갈망을 생성하는 시스템과 억제하는 시스템이 균형을 이룬다.
갈망 생성 시스템이 행동 욕구(예를 들면 먹는 행동)를 자극하고, 충족이 되고 나면 갈망 억제 시스템이 작동하여 행위를 멈추게 된다(예를 들면 식사를 마친 경우).

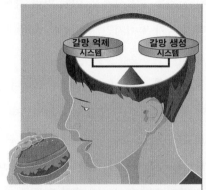

담배를 피우면…

니코틴이 갈망 억제 시스템을 촉진하여 갈망 생성 시스템보다 갈망 억제 시스템이 훨씬 더 강해지도록 만든다. 뇌에서는 균형을 회복하기 위해 금단 증상을 강화함으로써 갈망 생성 시스템이 더 강력하게 작동하도록 한다(이러한 변화를 금단 증상이라고 한다).

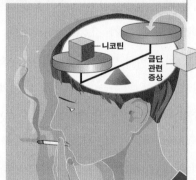

금단 증상

니코틴의 작용이 약화되면 갈망 억제 시스템이 더는 자극되지 않아서 평온한 상태로 되돌아온다.
그러나 갈망 생성 시스템은 계속 작동하기 때문에 뇌는 다시 불균형 상태가 된다.
그 결과 다시 갈망 억제 시스템을 작동시키려는 강력한 욕구가 발생한다.
즉 다시 담배를 피고 싶다고 생각하게 된다.

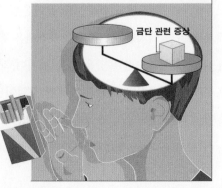

일러스트 : Lisa Apfelbacher

연구 결과에서 나왔는데 니코틴, 알코올, 코카인, 아편과 초콜릿의 신호 유도 (cue-induced) 갈망이 뇌의 앞띠이랑(anterior cingulate gyrus)을 비롯한 전두엽 영역들의 대사 활동을 증진시킨다는 사실이 밝혀졌다. 이런 발견들은 갈망 생성 시스템의 존재를 나타낸다. 그리고 가톨릭의대의 임현국 교수를 비롯한 동료 연구자들은 최근 니코틴이 이 시스템을 억제한다는 증거를 발견했다. 연구자들은 그 약물을 이전에 집행한 경험이, 인간의 신호 유도 갈망과 동반하는 국지적 뇌 활동의 패턴을 방해할 수 있음을 보여주었다.

또한 이 민감화–항상성 모델로 의존과 관련된 내성을 설명할 수 있다. 갈망 생성 시스템의 활동 억제가 반복되면 니코틴 억제 효과의 지속 기간이 단축되어 갈망을 자극하는 또 다른 항상성 적응을 촉발한다. 앞서 언급했듯이, 내성은 금단과 관련된 구조보다 훨씬 느리게 발달하지만, 일단 출현하면 확고하게 뿌리를 내린다. 청년들이 하루에 다섯 대를 피워야 하는 중독에 이르기까지는 보통 2년 이상 걸리지만, 나는 내 환자들이 금연 이후 재발했을 때, 예전 수준으로 돌아가는 데 겨우 며칠밖에 걸리지 않았음을 발견했다. 심지어 오랜 금연 후에도 마찬가지였다.

나는 이러한 현상을 연구하기 위해 피츠버그주립칼리지의 로버트 웰만 (Robert Wellman)과 함께 흡연자 2,000명을 대상으로 금연 전에 담배를 얼마나 피웠는지, 금연을 얼마나 오래 유지했는지, 재발 직후 어느 정도 흡연했는지 묻는 설문 조사를 실시했다. 3개월간의 금연 후 재발한 흡연자들은 이전 속도의 약 40퍼센트로 흡연을 재개했는데 이는 그들의 LTW가 길어졌다는 뜻이었다. 우리는 갈망을 느끼지 않는 기간이 길어진 이유가 첫 몇 주의 금연 기간 동안 금단과 관련된 구조가 사라지기 때문이라고 믿는다. 그러나 흡연이 재개되면 금단과 관련된 구조는 재빨리 다시 발달하고, 다음 몇 주 동안 재발한 흡연자들은 적어도 금연 이전만큼 자주 흡연을 하게 된다.

그러나 우리는 또한 3개월 이상의 절제는 LTW 기간에 거의 아무런 부가적 영향을 미치지 않았음을 발견했다. 몇 년간 금연을 한 후에도 흡연은 이전 속도의 약 40퍼센트로 재개되었는데, 전형적으로 하루 6~7개비였다. 이러한 발견은 내성의 증가가 영구적임을 짐작케 한다. 재발하는 흡연자는 결코 초심 흡연자처럼 담배 한 대로 갈망을 억제하지는 못할 것이다. 달리 말해서 흡연자의 뇌는 결코 처음 상태로 복구되지 않는다.

하지만 만약 의존과 관련된 내성이 갈망 생성 시스템을 자극하고 결코 완전히 사라지지 않는다면, 과거에 흡연을 했던 사람들의 담배에 대한 갈망은 왜 언제까지나 그대로 지속되지 않을까? 우리 연구의 피실험자들은 그들의 니코틴 갈망이 결국 잦아든 이유를 설명하지 못했다. 나는 민감화-항상성 이론이 무엇을 예측할지 살펴보았고, 과거 흡연자들이 니코틴 작용을 모방하는 절제와 관련된 구조를 발달시키는 것이 틀림없다고 추론했다. 그것은 갈망 생성 시스템을 억제하고 항상성을 복구할 것이다. 금연을 한다고 정상적 뇌 기능으로 조용히 복귀하지는 않을 것이다. 그보다는 새로운 구조는 얼마간 금연자의 뇌에서 역동적인 신경가소성(neuropla sticity)을* 촉 발할 것이다. 이런 구조 때문에, 금연자의 뇌는 흡

*인간의 두뇌가 경험에 의해 변화되는 능력.

연자의 뇌와도, 비흡연자의 뇌와도 달라 보일 것이다.

　이러한 예측을 검증하기 위해 슬로트킨과 동료들은 니코틴 노출 전, 노출 중, 금단 중, 그리고 금단 한참 후로 나누어 각 시기에 생쥐들의 뇌를 검진했다. 그들은 아세틸콜린과 세로토닌을 신호 전달자로 이용하는 뇌 피질 내 신경세포의 기능에 명확한 변화가 일어났음을 발견했다. 이는 극심한 금단 기간 후에만 나타나는 변화들이었다. 예측한 대로, '금연 중'인 생쥐들의 뇌는 '흡연자'나 '비흡연자'에게는 존재하지 않는 독특한 구조를 보여주었다. 그리고 한국 가톨릭대학교 의과대학의 임희진과 동료들은 신경가소성을 자극하는 뇌유래신경영양인자(brain-derived neurotrophic factor)를 연구하는 방법을 통해, 금연을 한 사람들의 뇌가 달라진다는 증거를 발견했다. 금연 2개월 후인 사람들은 이 인자의 수치가 이전의 3배로 폭등했다.

　이처럼 절제와 관련된 구조는 갈망 생성 시스템을 억제함으로써 내성과 관련된 구조에 맞서는 듯하다. 그리하여 결국 금연자로 하여금 라이터를 켜지 않도록 막아주는 것으로 보인다. 그러나 환경에 존재하는 흡연 신호들은 어쩌면 여전히 갈망을 자극할지도 모른다. 만약 장기 금연자들이 딱 한 모금의 욕구에 굴복한다면 니코틴은 다시 갈망 생성 시스템의 활동을 심오하게 억제할 것이다. 그러면 절제와 관련된 구조는 나쁜 상황을 더욱 악화시킬 것이다. 이러한 구조는 니코틴의 효과를 흉내 내기 때문에 항상성을 복구하려면 제거해야만 한다. 니코틴의 효과가 사라지면 내성과 관련된 구조의 갈망 생성 시스템 자극을 막을 방법이 없어질 것이다. 재발한 흡연자들은 강력한 갈망에 사로잡히고 그 갈망을 통제하려면 하루 6~7개비의 담배가 필요할 것이다.

흡연자들의 새로운 희망

이러한 중독 모델이 결코 지배적 견해를 대표하지는 않는다. 나는 중독을 생리학적 사건이라는 관점에서 바라본다. 중독의 뿌리가 생리학이 아니라 심리학에 있다는 가정을 토대로 연구 경력을 쌓아온 연구자들이 워낙 많은지라, 내 생각이 따뜻한 환대를 받을 거라는 기대는 하지 않았다.

민감화-항상성 이론이 맞든 틀리든, 첫 한 개비에 든 니코틴만으로도 뇌의 변화를 촉발하기에 충분하다는 사실은 명확하다. 일각에서는 중독을 제대로 진단하려면 어떤 기준을 적용해야 하는지 의견이 분분하겠지만, 이제는 청년들이 첫 담배를 피우고 난 직후부터 많은 중독 증상이 생긴다는 사실이 원활히 입증되었다. 이러한 발견은 흡연 반대 캠페인들에 정부가 전폭적 지원을 쏟아붓는 것이 얼마나 중요한지 부각시킨다. 이를 위한 노력은 요 몇 년 동안 실패해왔다.

여기서 간략히 제시한 내 이론을 철저히 검증하려면 인간에게서 민감화를 탐지할 믿음직한 방식이 필요하다. 나는 비교신경영상연구소(Center for Comparative NeuroImaging) 진 킹(Jean A. King)을 비롯한 동료들과 함께 기능적 자기공명영상 촬영을 이용해 쥐들에게 일어나는 니코틴 민감화를 보여주었다. 최초의 니코틴 노출과 나흘 후의 5회째 노출에 대한 뇌 반응을 비교하는 영상들은 앞띠이랑과 해마체 등의 영역에서 일어나는 뇌 기능의 극적 변화를 보여준다. NIDA의 지원을 받은 우리는 기능적 자기공명영상을 이용해 흡연자들에게 나타나는 민감화를 시각화해왔고, 앞으로 어떤 뇌 영역들이 갈망 억제와 갈망 생성 시스템에 관여하는지 확인할 계획이다.

우리의 장기적 목표는 중독에 대한 대처나 치유를 목적으로, 이런 시스템들을 조작할 수 있는 약물들을 밝혀내는 것이다. 비록 니코틴 대체 요법들이 금연 성공률을 2배로 높인다 해도 여전히 실패 사례가 성공 사례를 압도한다. 민감화-항상성 이론에 따르면, 장기적으로 갈망을 강화할 뿐인 보상 반응을 자극하지 않으면서 갈망을 억누르는 요법이 필요하다. 중독 과정에 대한 이해는 어쩌면, 연구자들이 니코틴의 치명적인 유혹에서 흡연자들을 안전하게 해방할 수 있는 새로운 약물을 개발하는 데 도움을 줄지도 모른다.

6

운동의 힘

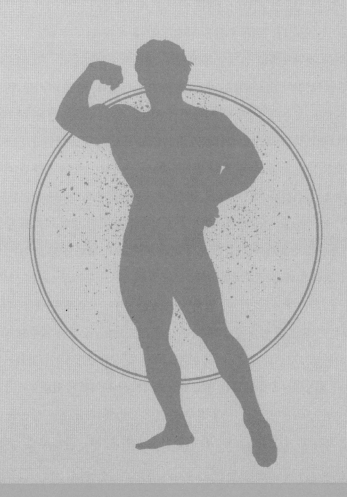

6-1 짧은 인터벌 트레이닝이 큰 칼로리를 태운다

크리스토퍼 인타글리아타

운동은 하고는 싶지만 시간이 없다? 이제 트레드밀에서* 반 시간 동안 뚜벅 뚜벅 걷는 건 잊어라. 실내 훈련용 자전거로 몇 차례 전력 질주하는 것만으로도 동일한 칼로리를 태울 수 있다.

*러닝머신을 말한다.

적어도 《미국생리학회(American Physiological Society)》지에서 제시된 한 연구 결과에 따르면 그렇다. 이에 따르면 카일 세비츠(Kyle Sevits) 등은 "스프린트 인터벌 트레이닝이 일일 에너지 총 소비량을 증가시킨다"고 말한다.

젊고 활동적인 남성 10명을 대상으로 한 연구에서 그들은 사흘간 에너지 균형 식단을 섭취했다. 이는 섭취 칼로리와 소비 칼로리가 일치한다는 뜻이다. 그 후, 이 식단을 엄수한 상태로 각 남성들은 밀폐된 방에서 이틀을 보냈다. 연구자들이 산소와 이산화탄소 수치를 확인하기 위해서였다. 이는 태운 칼로리를 정확히 계산하는 방법이다.

남성들은 단순히 뒹굴거리며 텔레비전을 보는 것만으로 하루 2,000칼로리를 태웠다. 이에 더해 실내 훈련용 자전거에서 30초 단위 전력 질주를 5회 함으로써 하루 200칼로리를 추가로 태웠다. 이는 만만한 운동이 아니었다. 남성들은 할 수 있는 한 세게 페달을 밟았고, 1회 4분간 휴식해야 했다.

이전의 연구들은 이 같은 전력 질주 훈련이 혈당에 대한 신체 반응을 개선함으로써 당뇨병 예방에 도움이 될 가능성을 보여주었다. 그리고 연구자들은 그것이 지구력 훈련 대신 칼로리를 태울 수 있는 방법이라고 말한다. 여러분이 그 활활 타는 느낌에 개의치 않는다면 말이다.

6-2 러너스 하이의 이유

크리스토퍼 인타글리아타

아마 다들 그런 느낌을 받아본 적이 있을 것이다. 여러분의 운동화가 포장도로를 디딘다. 그러다 갑자기 통증이 사라진다. 그리고 상쾌함이 찾아든다. 바로 러너스 하이(Runner's High)다. 하지만 그런 생물학적 활력은 어쩌면 우리처럼 지구력 운동을 하도록 진화해온 동물들만 느끼는지도 모른다. 적어도 《실험생물학저널(Journal of Experimental Biology)》에 실린 한 연구에 따르면 그러하다. 여기에는 데이비드 레이클런(David A. Raichlen) 등의 "달리도록 만들어진 : 인간을 비롯해 달리도록 만들어진 포유동물들에게 나타나는 '러너스 하이' 관련 운동 유도 엔도카나비노이드(endocannabinoid) 신호"라는 글이 실려 있다.

연구자들은 (둘 다 자연적으로 타고난 달리기 선수들인) 인간과 개들을 트레드밀에서 30분 동안 뛰도록 했다. 그 후 그들의 혈액 표본을 채취해 러너스 하이를 자극하는 듯한 화합물의 일종인 엔도카나비노이드를 검사했다. 예상한 대로, 인간과 개들은 달린 후에 수치가 훨씬 높아졌다. 그렇지만 똑같이 30분을 달린 정적(靜的)인 종(種) 페럿(ferret)에게서는* 기분이 좋아지게 하는 분자들이 솟구치지 않았다.

*족제빗과의 포유류.

연구자들은 우리의 수렵 채집 조상들이 장거리 달리기 덕분에 식량을 더 많이 찾을 수 있었기 때문이라고 그 이유를 설명한다. 이는 그들의 성공적인 번식 증대에 도움이 되었다. 그리고 연구자들은 자연 선택의 결과, 아마도 그 이로운 행동에 기분 좋은 보상이 연결되었으리라 고찰한다. 물론 이러한 고대의 기질이 오늘날 우리가 더 많은 칼로리를 찾도록 도와주지는 않는다. 그렇지만 우리가 그 칼로리들을 멀찌감치 따돌리는 데는 도움이 될 수도 있다.

6-3 운동 못지않은 웃음의 효과가 입증되다

카렌 홉킨

한 연구 결과에 따르면 웃음은 육체적 운동과 동일한 건강상 효과를 줄 수 있다. 이 기분 좋은 발견은 캘리포니아 주 애너하임 시에서 2010년에 열린 실험생물학 학회에서 발표되었다.

기분 좋게 박장대소하면 몸에 이롭다는 생각은 1970년대부터 표면화되었다. 그 후 웃음이 스트레스를 줄이고 심지어 면역력을 향상시킨다는 사실이 입증되어왔다.

웃음의 건강상 이로운 점을 더 찾기 위해서 캘리포니아 주 로마린다대학교의 과학자들은 지원자들에게 동영상을 한 편씩 보여주었다. 길이 20분짜리 코믹한 영화 또는 스탠드업 코미디(코미디언이 무대에서 직접 관객을 대상으로 하는 코미디 공연)였다. 그리고 연구자들은 가벼운 코미디를 보고 따라 웃으면 실제로 지원자들의 혈압이 떨어진다는 사실을 발견했다. 그들의 식욕 호르몬 역시 적절한 운동을 했을 때와 동일한 방식으로 변했다.

재미있는 농담처럼, 그러한 결과는 반복할수록 좋다. 아예 운동 프로그램 중에 웃음을 포함시켜도 좋고, 제대로 하려면 박장대소를 해도 좋다.

6-4 운동의 화학적 비밀을 풀다

캐서린 하먼

운동의 장점은 셀 수 없을 정도로 많다. 심혈관계 건강 개선, 당뇨병 위험 저하, 기분이 좋아지게 만들기, 심지어는 날씬한 몸매까지. 그렇지만 운동과 관련된 심장 박동, 혈중 산소치와 호르몬 반응 등 거시적 연결 고리나 지식과는 별개로 육체적 활동 중과 활동 후의 체내 화학적 기전의 작용에 대한 과학자들의 이해는 비교적 엉성한 수준이다.

《사이언스 중개의학(Science Translational Medicine)》에* 실린 한 연구는 인체의 혈장 내 대사물질에 운동이 어떤 영향을 미치는지 면밀한 윤곽선을 제시한다. 또한 건강한 사람과 그렇지 못한 사람 사이에 얼마나 방대한 생물학적 차이가 나타나는지 보여준다. 게다가 이

*중개의학은 기초 연구와 임상 연구의 연결을 목적으로 하는 학제 간 생물의학 분야를 말한다.

러한 발견은 건강한 사람과 심혈관계 질환 또는 대사 질환으로 고생하는 개개인 모두의 운동 효과를 증진할 새로운 방식을 시사하고, 운동과 인슐린 민감성의 연결 고리를 굳건히 한다.

"운동이 신진대사를 원활히 해주고 심혈관계 질환을 예방해준다는 것은 이미 오래전부터 알려진 사실입니다." 이 연구의 공저자로 매사추세츠종합병원 심장병학과에서 중개연구를 지휘하는 로버트 거스텐(Robert Gerszten)은 말한다. "그렇지만 어떻게 이런 효과가 일어나는지는 아직 명확하지 않습니다.

운동생리학은 놀랍도록 이해가 부족한 분야입니다."

운동으로 예측되는 패턴

거스텐과 그의 동료들은 운동 전후의 피실험자들을 대상으로 200가지 이상되는 대사물질의 변화를 질량분석법(mass spectrometry)을 이용해 측정했다. 대사물질이란 체내 신진대사에 관여하는 작은 화학물질을 말한다. 연구진은 건강하거나 그렇지 못한 사람들이 10분간의 트레드밀 달리기부터 보스턴 마라톤 완주에 이르기까지 다양한 범주의 운동 지속 시간에 따라 대사물질의 방대한 변화를 나타낸다는 사실을 발견했다.

심지어 겨우 10분간 운동한 사람들의 경우에도, 그들의 대사물질 프로필은 한 시간 후까지 영향을 받았다. 거스텐의 설명에 따르면 이는 운동이 "우리가 막 빙산의 끝을 건드렸을 뿐인 장기 신호"에 불을 붙인다는 뜻이다.

모든 집단의 피실험자들은 운동 후 지방조직의 분해에 관여하는 글리세롤 (glycerol) 등 특정 대사물질의 증가 그리고 산화스트레스와* 관련된 알란토인(allantoin)의** 감소를 보였다. 그렇지만 모든 변화가 동일한 수준은 아니었다. 건강한 사람들의 최대 산소 섭취량(peak oxygen uptake)을 통해 측정한 글리세롤 수치가 훨씬 더 증가했다. (체질량지수 28 이하인) 날씬한 피실험자들은, 인슐린에 대한 민감성을 증가시키는 대사물질인 나이아신아마이드(niacinamide) 수준이 덩치 큰 피실험자들의 2배였다.

*인체의 에너지 생성 과정에서 유해산소가 많아짐으로써 몸에 악영향을 끼치는 상황을 말한다.
**요산의 산화 생성물.

그러나 이 모든 변화는 그리 놀랍지 않다. "(개중) 다수는 이전에 (근육에서) 입증된 적이 있어서 놀라울 게 없습니다." 그린빌 소재 이스트캐롤라이나대학교 생물에너지학과 운동과학 박사 프로그램의 감독이며, 그 연구에는 참여하지 않은 로버트 히크너(Robert Hickner)는 지적한다. 건강한 사람들의 "글리세롤 반응이 더 높게 나타나는 것은 놀랍지 않습니다." 그들의 지방 분해 속도가 높다는 사실이 이미 확인된 바 있기 때문이다.

또한 거스텐과 그의 팀은 운동으로 변화한 대사물질 중 일부는 심혈관계 건강과 관련지어 더욱 폭넓은 인구에 적용될 수 있음을 발견했다. 그는 말한다. "또한 격렬한 운동을 할 때 나타나는 이런 신진대사 변화들은 알고 보면 대규모 전염병학의 코호트(cohort) 연구에서* 건강을 예측하는 데 이용하는 요인이기도 합니다." 프레이밍햄 심혈관 질환 연구(longitudinal Framingham Heart Study, 심혈관계 질환에 기여하는 공통 요인을 밝히기 위해 1948년부터 대규모 피실험자 집단을 장기 추적한 연구)에서 집단으로 측정된 이런 다수의 대사물질 중 글리세롤 수치는 (그 연구에서 측정된 대로) 건강의 또 다른 표지인 휴식 시 심박수와 "유의미한 관련이 있는" 것으로 드러났다.

*특정 요인에 노출된 집단과 노출되지 않은 집단을 추적하고, 연구 대상이 되는 질병의 발생률을 비교하여 요인과 질병 발생의 관계를 조사하는 연구 방법.

거스텐은 다음번 질문을 던진다. "이런 생체 지표(biomarker)들이 장기적 질병과 사망 위험을 예고하는가?" 이에 대해 그렇다고 대답할 수 있다면 의사들은 위험에 처한 사람들을 식별하고 예방을 위해 어떻게 개입할지 제안할 수 있을 것이다.

"확실히 좋은 검사를 통해 질병을 예방할 여지가 존재합니다." 히크너는 말한다. 그리고 새로운 생체 지표를 찾는 탐사는 지속된다. "더 좋은 것을 찾을 수 있느냐 하는 의문이 남습니다." 그는 말한다. "이 연구에서 그런 것이 발견된 것 같지는 않습니다."

대사물질의 작용 기전

그 연구를 통해 대사물질들이 변화한다는 사실뿐만 아니라 그들의 조합이 유전자 발현에 영향을 미칠 수 있음이 발견되었다. 시험관 속 조합된 대사물질들에 근육을 노출시킴으로써, 연구자들은 최근에 지질대사와* 포도당 이용에 관여하는 것으로 밝혀진 전사 인자(transcription factor) nur77이 상향

*몸속에서 지질이 분해되어 구성 성분이 되거나 다시 지질로 합성되는 것을 말한다.

조절된 것을 발견했다(단일한 대사물질에 노출되었을 때는 변화가 나타나지 않았다). "이는 대사물질들이 전혀 예측하지 못한 방식으로 작용할 가능성을 보여줍니다."

거스텐은 계속해서 "이는 초기 연구에 불과하지만, 그 대사물질들 일부가 무슨 일을 할지에 대한 폭넓은 통찰력을 제공합니다"라고 짚어 말한다. 거스텐과 동료들은 이제 한 개인의 혈장 대사물질 프로파일 결정에 유전학이 어떤 역할을 하는지 들여다본다.

수행 능력을 향상시키는 대사물질 찾기

거스텐은 그 연구 결과가 "수행 능력 증진을 위한 영양보조제 개발뿐 아니라 최적화된 훈련 프로그램 개발"에도 시사하는 바가 있다고 말한다. 그는 건강하지 않은 사람들의 대사물질 프로파일을 건강한 사람들과 비교함으로써, 피트니스 드링크나 영양보조제로 보충이 가능한 대사물질의 결핍을 발견할 수 있었다고 지적한다.

그와 동료들은 이미 전반적 수행 능력 향상과 관련된 경로 조절에서 어떤 대사물질이 가장 중요한 역할을 하는지 찾아내려는 노력에 착수했다. 거스텐은 말한다. "우리는 시간의 흐름에 따라 다양하게 개입하면서 어떤 대사물질이 변화하는지 살펴볼 것입니다. 이는 경로의 변화를 더 자세히 들여다보게 해줍니다."

그렇지만 그저 운동선수들이나 운동 중독자들을 도와주기 위해 수행 능력 증진을 연구하는 것은 아니라고 거스텐은 말한다. "무엇보다 그것은 대사 문제와 심혈관계 장애가 있는 사람에게 가장 중요합니다." 운동 효과를 더 잘 누리게 하고, 병의 증상을 개선하도록 도우려는 것이다.

거스텐은, 대사물질을 증진하는 음료나 보조제가 수행 능력을 크게 높일지 여부는 아직 알 수 없다고 말한다. "결론 짓기엔 너무 이릅니다."

하지만 그것은 운동에 더해 추가적 도움이 필요한 사람들에게 결핍된 대사물질을 보충하는 간단한 방식은 아닐 것이다. "물, 포도당, 탄수화물 외에 수행 능력을 개선하는 보조제를 찾기란 무척 힘듭니다." 히크너는 말한다. "대사

프로파일을 확인함으로써 어떤 보조제를 제공할지 판단할 만한 영역으로 진입하려면 훨씬 더 연구가 진전되어야 합니다."

히크너의 말에 따르면 진정한 도전은 수행 능력을 끌어올리는 이상적 공식을 찾는 것이 아니라, 데이터 더미에서 올바른 길을 찾아서 나아가는 것이다. 그는 말한다. "많은 대사물질들을 동시에 연구하는 능력이 갈수록 중요해집니다. 하지만 앞으로 10년간 우리가 맞서야 할 도전은 데이터 분류입니다."

코코 밸런타인

미국 보건복지부에서 내놓은 미국인을 위한 신체 활동 가이드라인(Physical Activity Guidelines for Americans)에 따르면, 18~64세 성인은 일주일에 적어도 2시간 30분 동안 보통 수준의 운동(빨리 걷기나 수중 에어로빅 등)을 하거나, 아니면 적어도 1시간 15분 동안 격렬한 운동(달리기, 수영, 혹은 시속 10마일 이상으로 사이클 타기 등)을 해야 한다.

10년간의 과학적 연구를 토대로 한 권고에 따르면 더 오래, 더 격렬하게, 더 자주 운동을 할수록 건강에 이롭고 암, 당뇨병 등 질병 위험도 줄일 수 있다.

보건복지부 자문위원회 의장을 지낸 스탠퍼드대학교 의과 교수 윌리엄 해스켈(William Haskell)은 연방에서 권고하는 정도로 운동을 실행하는 사람들이 카우치 포테이토들에* 비해 평균 3~7년 장수한다는 것이 연구 결과 입증되었다고 말한다. 운동은 어떻게 이런 일을 가능하게 할까? 그런데 운동

*가만히 앉아서 장시간 텔레비전만 보는 사람.

이 건강에 좋기만 한 게 아니라 실제로 해로울 수도 있다는 반대파의 주장은 어떨까? 그 말에 일말의 진실이 있을까?

운동은 심장과 혈관에 이롭다

과거 약 10년간, 피실험자 몇천 명을 대상으로 한 다양한 연구를 통해 운동이

심장병 위험을 낮춘다는 사실이 입증되었다. "실제로 운동은 심혈관계 질환의 모든 위험 요인에 영향을 미칠 정도로 이롭습니다." 캘리포니아 주 팰로앨토 재향군인 헬스케어시스템(Veterans Affairs Health System)의 건강학 학자인 조너선 메이어스(Jonathan Meyers)는 말한다. 그가 이렇게 말하는 이유는 다음과 같다. 운동을 할 때 심장 근육은 자주 강력하게 수축해서 동맥의 혈류를 증가시킨다. 이렇게 하면 혈관들의 수축과 이완을 관장하는 자율신경계의 미묘한 변화를 유발한다. 이 미세한 조절은 휴식할 때의 낮은 심박수(체내로 피를 펴 올리는 박동이 적어지는)와 낮은 혈압, 다양한 심박수로 이어진다. 그의 설명에 따르면 이 모두가 심혈관계 질환의 발생 위험을 낮추는 요인들이다.

또한 메이어스는 운동이 동맥경화나 심장 주위 동맥들의 경화 등 심장마비로 이어질 수 있는 심장 문제와 관련된 염증을 억제한다고 말한다. 최근 다수의 연구들이 염증 지표인 C-반응성 단백질(C-reactive protein)에 초점을 맞춰왔다. 메이어스는 연구 결과, 3~6개월의 운동 프로그램을 시작한 좌식 생활자들의 C-반응성 단백질 수치가 평균 30퍼센트 감소했음이 밝혀졌다고 말한다. 이는 스타틴(statin : 콜레스테롤과 염증 억제 약물)을 복용한 경우와 거의 동일할 정도다. 달리 말해 운동은 심혈관계 질환의 핵심 위험 인자인 염증 억제에 있어 많은 사람들에게 의약품 못지않은 효과를 발휘할 수 있다.

또한 해스켈은, 운동이 혈장 트리글리세라이드(triglycerides : 동맥의 혈전 축적에 관여하는 혈액의 지질 분자들) 수치를 떨어뜨려 심혈관계 건강을 증진한다고 지적한다. 더욱이 육체적 활동은 혈액 내 저밀도 지질단백질, 이른바 나쁜

콜레스테롤 입자의 크기를 줄이고 고밀도 지질단백질, 즉 좋은 콜레스테롤 양을 늘리는 데도 한몫한다고 그는 덧붙인다. 이는 동맥이 덜 협착된다는 뜻이다.

하지만 운동이 모든 사람의 심혈관계에 동일한 효과를 미치는 것은 아닐 수도 있다고 미니애폴리스 소재 미네소타대학교 산하 심장병예방임상연구소의 심장병 전문의 대표 아서 레온(Arthur Leon)은 지적한다. "평균적으로는 반응이 나타나지만 엄청난 다양성이 있으며 그 다양성은 가족력을 따릅니다." 예를 들면 고밀도 지질단백질을 보자. 광범위한 다수의 연구에서 육체적 운동으로 고밀도 지질단백질을 최고 5퍼센트까지 끌어올릴 수 있음을 입증했다. 하지만 더 자세히 들여다보면 그 비율은 연구 대상에 따라 0퍼센트에서 25퍼센트까지 달라진다고 그는 지적한다. 인구의 겨우 절반 정도만이 운동의 결과 고밀도 지질단백질을 높일 수 있다는 말이다.

운동으로 저하되는 암 위험

몇 년 동안 (진행 중인 국민건강영양조사를 포함해) 피실험자 몇천 명을 추적한 일부 연구에서 정기적 운동이 특히 유방암과 대장암 등 특정한 암의 발병 위험을 낮춘다는 사실이 드러났다고 메릴랜드 주 베데스다 소재 국립암연구소의 연구자 데메트리우스 알바네스(Demetrius Albanes)는 말한다. 과학자들은 아직 관련 기전을 콕 집어내지 못했지만, 타당한 설명을 몇 가지 내놓았다.

"육체적 활동은 체중에 좋은 영향을 미칩니다." 알바네스는, 날씬한 사람들에게서는 주된 에너지원인 포도당의 세포 내 흡수를 돕는 췌장 분비 호르몬인 인슐린의 혈중 농도가 낮게 나타난다는 점을 지적한다. 비만 인구와 과체중 인구는 인슐린 저항성을 발달시킬 가능성이 높은데, 그것은 세포들이 호르몬에 반응해 포도당을 흡수하는 일을 더는 하지 않는 증상이다. 그렇게 되면 췌장은 보상을 위해 인슐린을 더욱 대량으로 분비해서 혈류에 인슐린이 넘쳐 흐르게 만든다. 높은 혈중 인슐린 농도는 (특정 유형의) 암과 관련이 있어왔다. "인슐린은 기본적으로 성장호르몬입니다." 알바네스는 말한다. "인슐린은 세포분열 속도를 높여 새로운 종양을 만들어낼 수도 있고, 아니면 그저 작은 종양을 성장하게 할 수도 있습니다."

알바네스는, 어쩌면 운동은 신체의 면역계를 보강함으로써 암과 여타 질병을 쫓아내는지도 모른다고 말한다. 또한 운동은 여성호르몬 에스트로겐 (estrogen)과 프로게스테론(progesterone)의 혈중 농도를 떨어뜨리는 데 도움을 줄지도 모른다. 그렇다면 그런 호르몬들의 고수치와 관련된 유방암과 자궁암 발달 위험이 낮아질 가능성이 있다.

신체 운동과 암 발병률 저하의 연관 관계가 이처럼 명확한데도 알바네스는 다른 요인들이 작용할 수 있음을 인정한다. "(왜냐하면) 이런 연구 대부분이 통제 실험이 아니라서, (암 발병률 저하와 관련이 있는) 다른 생활양식이 하나의 요인으로 개입할 수도 있습니다." 예컨대 운동을 하는 동시에 건강한 식단을 섭취하는 사람 등이다.

튼튼한 뼈 만들기

현재 워싱턴D.C. 소재 국립골다공증연구소 회장인 내분비학자 로버트 레커 (Robert Recker)는 적절한 운동이 골량(bone mass)을 증가시키고 유지해 골다 공증 위험을 줄여준다는 연구 결과를 거론한다. "가장 강력한 증거는 아무것 도 하지 않을 경우 골절 위험이 훨씬 높아진다는 겁니다."

근육과 마찬가지로 뼈는 평소보다 많은 무게를 견뎌야 하는 압박이 있을 때 더 튼튼해진다. 레커는 말한다. "골격은 영리한 구조 기관으로, 자신에게 얼마나 많은 무게(힘)를 가하는지 인식합니다. 물 한 양동이를 들어 올리면 팔 에, 어깨에, 척추에, 다리와 엉덩이에 무게가 실립니다." 이는 근육들이 수축 하여 신체 부위들을 지탱하는 뼈에 힘을 가한다는 뜻이다. 이 힘은 뼈가 조직 을 유지하거나 심지어 새로운 조직을 만들도록 자극한다. 하지만 과학자들은 아직 그 이유를 알지 못한다. 그는 말한다. "이 문제에 초점을 맞추는 엄청나 게 공격적 연구가 있습니다."

레커에 따르면 연구자들은 그것이, 운동이 골세포(가장 성숙한 뼈세포)를 자 극하여 뼈를 만드는 조골세포(osteoblast)들에게 뼈 형성을 늘리라고 지시하 는 방식으로 이루어질 거라 생각한다.

당뇨병 쫓아버리기

코네티컷 주 뉴헤이븐 소재 예일대학교 의과대의 세포와 분자생리학 교수 제 럴드 슐먼(Gerald Shulman)에 따르면 운동은 어쩌면 제2형 당뇨병을 예방하는 것은 물론, 심지어 병의 진행을 되돌릴지도 모른다.

제2형 당뇨병은 신체가 인슐린을 무시하거나 충분한 인슐린을 만들지 못하는(인슐린 저항성이라고 불리는 증상) 병이다. 근육을 비롯한 조직들이 혈액에서 포도당을 흡수하지 못하면 신경과 혈관 손상이 유발되는데 이는 심장병, 뇌졸중, 염증으로 가는 길이다.

"우리는 인슐린 저항성을 가진 개인들에게서… 지방 축적이 포도당 수송 기전에 개입하는(세포들이 인슐린 활동을 방해하게 만드는) 생화학적 반응을 유발한다는 것을 입증해왔습니다." 슐먼은 말한다. 그렇지만 육체적 활동은 이 과정을 되돌리는 데 도움이 된다. 그는 달리거나 사이클을 타는 격렬한 운동을 할 때 근육이 수축되면서 '아데노신일인산-활성화된 단백질 인산화 효소(adenosine monophosphate-activated protein kinase, 이하 AMPK)' 생산이 증대된다고 지적한다. AMPK는 세포의 포도당 수송체에 개입해서 지방 분해를 촉진하는 효소다.

"약물 반응이 다양하듯이 운동 반응 역시 개인차가 존재할 가능성이 높습니다." 캐나다 소재 오타와건강연구소의 임상 전염병학자 로널드 시걸(Ronald Sigal)은 말한다. 레온은 제2형 당뇨병 발달의 핵심 인자 중 하나인 내장지방 감소 정도가 운동에 따라 개인별로 다양하다는 것을 보여주는 연구를 거론하며 이에 동의한다.

운동을 하면 머리가 좋아진다

연구자들은 오래전부터 운동이 지능을 높여준다고 믿어왔지만 몇 년 전까지만 해도 확실한 과학적 근거가 전혀 없었다. 캘리포니아대학교 로스앤젤레스 캠퍼스의 신경외과 교수인 페르난도 고메스-피니야(Fernando Gomez-Pinilla)에 따르면, 운동이 인지 능력에 매우 중요한 뇌의 일부 분자들의 수치를 증가시킨다는 사실이 이제야 밝혀졌다.

그런 화학물질 중 뇌유래신경영양인자(brain-derived neurotrophic factor, 이하 BDNF)가 있는데, 이는 뇌세포들 간의 소통뿐만 아니라 뇌세포의 성장과 생존을 촉진하는 분자다. 생쥐를 대상으로 한 연구는 육체적 운동이 학습과 기억 형성에 핵심적인 뇌 구조인 해마체의 BDNF 수치를 끌어올린다는 것을 보여준다. BDNF는 생쥐들이 물속 미궁을 헤쳐 나가는 방법을 기억하게 해준다. "운동을 할수록 뇌에서 더 많은 변화가 일어납니다. 우리는 거의 선형 관계를 발견했습니다." 고메스-피니야는 말한다. "BDNF 유전자의 발현을 막으면 학습과 기억을 증진하는 운동의 효과가 사라집니다."

다수의 연구 결과는, 운동이 인간의 인지 능력도 증진한다는 것을 짐작하게 해준다. 최근《미국의학저널》에 발표된 무작위적 임상 연구는 기억력에 문제가 있는 50세 이상 되는 사람들에게 6개월간 운동 요법을 실시한 후 이들의 인지 검사 점수가 높아졌음을 밝혀냈다. 이 연구에서 운동 프로그램에 배정된 참가자들은 운동을 하지 않은 대조군에 비해 연구 말미인 6개월 후 점수가 20퍼센트 향상되었다. 실험이 끝나고 1년 후에도 10퍼센트 우세를 유지했다.

그렇지만 회의론자들은 운동과 인간 뇌가 가진 능력의 연결 고리를 확정 짓기에는 아직 연구가 부족하다고 경고한다. 《임상스포츠의학저널(Clinical Journal of Sport Medicine)》에 발표된 (주로 65세 이상의) 연로한 성인들을 대상으로 한 네덜란드 과학자들의 인지 연구 검토 결과에 따르면 "인지 능력 퇴행을 겪거나 인지 능력에 문제가 없는 피실험자들의 인지 영역에 다양한 운동 프로그램이 미치는 이로운 효과를 관찰한 바 있다. 그러나 대부분의 연구에서는 아무 효과도 발견하지 못했다"고 결론 내렸다.

운동과 체중 감량

운동과 체중 감량의 관계는 복잡하다. 널리 퍼진 통념과는 반대로, 체육관에서 매일 운동한다고 반드시 체중이 줄어들지는 않는다. "일일 에너지 소비가 비교적 높은 사람들이 에너지 소비가 적은 사람들에 비해 장기적으로 살이 덜 찔 거라는 가정은 합리적이다. 지금까지는 이 가정을 뒷받침하는 데이터는 그다지 강력하지 않다." 미국스포츠의학칼리지(이하 ASCM)와 미국심장협회 연구자들이 2007년 가이드라인에 쓴 말이다.

"육체적 활동을 늘리면(칼로리 섭취를 제한하면) 체중 감량으로 이어질 겁니다." 보건복지부, ASCM, 미국심장협회 가이드라인 작성에 참여한 스탠퍼드대학교 윌리엄 해스켈은 말한다. 그렇지만 그는 운동 하나만으로는 대다수 사람들이 원하는 즉각적 결과에 도달할 가능성이 낮다는 사실을 환기한다. 이는 좌절과 포기를 겪게 할 수 있다. "(예컨대 제가) 일주일에 5일간 30분씩 빨리 걷는 운동을 한다고 칩시다." 해스켈은 말한다. "1마일을 걷는 데 100칼로리가 소모되고 한 시간에 3마일을 걷는다면, 하루에 150칼로리를 더 태우는 셈입니다. (지방 450그램은 약 3,600칼로리에 해당하므로) 450그램을 빼려면 3주가량 걸립니다. 그리고 대부분의 사람은 그 정도로는 만족하지 못할 테고, 아마도 포기하기 쉽습니다."

그러니 일반인에게는 (운동으로 칼로리를 태우기보다는) 칼로리 섭취 문제가 체중 감량에서 가장 중요한 요인으로 여겨진다. 하지만 칼로리 섭취 문제가 운동보다 중요하다고 해서 날씬한 몸매를 유지하는 데 운동이 핵심 역할을 하지 않는다는 뜻은 아니다.

"(소모한 칼로리가 태운 칼로리와 맞먹는) 에너지 균형이란 측면에서 보면, 확실히 운동이 에너지 균형에 기여한다는 증거가 있습니다." 잉글랜드 레스터셔에 있는 러프버러대학교 스포츠-운동과학과 운동생리학자 데이비드 스텐슬(David Stensel)은 말한다. 스텐슬의 연구팀이 발표한 결과에 따르면 격렬한 운동은 핵심 식욕 호르몬 그렐린(Ghrelin)을 운동 후 최장 30분까지 억제하고, 식욕 억제 호르몬 펩타이드 YY 수치를 운동 후 최고 3시간까지 증가시킨다.

스텐슬은 또한 운동이 정제당이 잔뜩 든 식품(쿠키, 케이크 등)보다는 비정제 식품(섬유소가 풍부한 콩과 채소 등)으로 된 건강한 식단을 갈망하게 만든다는 것을 보여주는 연구 결과를 거론한다.

과거에 일부 연구자들은 운동을 하면 식욕이 좋아져 장기적으로는 체중 증가로 이어진다고 주장했다. 하지만 미네소타대학교의 아서 레온은 그 이론이 과거 10년 동안 완전히 신뢰를 잃었다고 말한다. 스텐슬은, 운동이 칼로리 섭취 증가로 이어진다는 일부 연구 결과가 있긴 해도 그것이 곧 살로 이어진다는 뜻은 아니라고 주장한다. 그로 인한 칼로리 증가는 운동으로 태운 칼로리(또는 소모된 에너지)를 채우기에는 부족하다는 말이다.

결론은 다음과 같다. 카우치 포테이토들이 아무리 운동 반대파들에게 박수를 보내도, 대부분의 연구 결과는 운동이 우리를 육체적으로, 그리고 아마도 정신적으로 더 건강하게 만들어준다고 말한다.

7

스트레스와 정신 건강: 더 고요하고 행복한 나

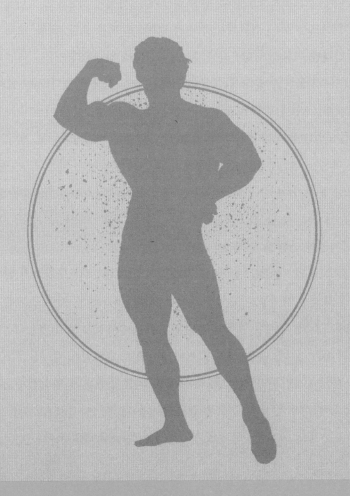

캐서린 하먼

도시 공간은 스트레스로 가득할 때가 많으며, 선사시대 조상들이 살아왔던 사람들이 드문드문 사는 경관과는 거리가 멀다. 그 모든 소음, 교통, 오염과 번잡함이 건강에 미치는 영향은 문서를 보면 충분히 입증된다.

도시 거주자들은 기분장애나 불안장애를 겪을 확률이 높다(각각 21퍼센트와 39퍼센트). 조현병 발병률도 2배나 높다. 세계 인구의 절반 이상이 도시 영역에 사는(2050년경에는 전체의 70퍼센트가 도시 주민이 될 전망이다) 지금, 도시 생활이 미치는 정신적 영향을 어떻게 완화할지 알아내는 것은 공공 정책에서 중요한 문제가 될 수 있다. 맥길대학교 산하 더글러스정신건강대학연구소(Douglas Mental Health University Institute) 옌스 프루스너(Jens Pruessner)는 그것이 "걱정할 만한 이유"가 된다고 말한다.

도시와 시골의 차이를 나타내는 생물학적 원리는 그간 명확하지 않았다. 새로이 발표되는 연구들은 도시 환경에서 사는(또는 자라는) 것이 스트레스 반응을 다루는 뇌의 구체적 영역에 영향을 미친다는 사실을 보여준다.

연구자들은 건강한 독일 성인 32명에게 사회적 스트레스 검사를 실시하는 동시에 기능적 자기공명영상 기술을 이용해 뇌를 관찰했다. 피실험자들은 짧은 시간 동안 어려운 수학 문제를 풀었다(성공률은 약 25~40퍼센트였다). 또한 검사를 하는 동안 피실험자들에게 부정적 언어 자극을 주었다.

이때 프루스너와 동료들은 도시 주민들의 뇌에서 두드러지게 달라 보이는 두 영역을 발견했다. 현재 도시에 거주 중인 사람들은 편도체에서 큰 활성화를 나타냈는데, 편도체는 위협에 대한 반응과 관련된 영역이다. 태어나서 15세까지 도시에 산 사람들은 앞띠이랑에서의 변화를 나타냈는데, 이 영역은 편도체 조절과 그 밖의 스트레스 관리를 맡는다. 이 연구에서는 인구 10만 명 이상인 지자체를 도시로 규정하고 (인구가 희박한 시골 영역과는 대조적으로) 인구 1만 명 이상인 지역을 타운(town)으로 규정했다.

유사한 후속 실험 두 건에서 유사한 결과가 나옴으로써 초기 발견을 뒷받침했으며 이 모든 연구를 개괄한 논문 한 편이 《네이처(Nature)》지에 발표되었다.

이 연구는 도시 자체를 병인으로 보기보다는 도시 생활과 스트레스가 진행되는 동안 일어나는 변화의 상관관계만을 보여주었다. 그렇지만 연구자들은 논문에서, 편도체가 "불안 장애, 우울증, 도시에서 증가하는 폭력 행위 등과 강력하게 연관"되며 앞띠이랑이 "사회적 실패 등 사회적 만성 스트레스 요인의 억제에 관여한다"고 지적했다. 연구팀은 또한 도시에서 나고 자란 피실험자들은 이 두 영역의 연관성이 약하게 나타났음을 발견했다. 캘리포니아공과대학교의 다니엘 케네디(Daniel Kennedy)와 랠프 아돌프스(Ralph Adolphs)가 《네이처》 같은 호에 게재한 그 연구의 검토 논문에서 지적한 바에 따르면 그것은 "이전에 유전적인 정신 질환 위험과의 관련성이 제시되어온" 증상이었다.

비록 도시 거주자들의 뇌가 차이점을 보여주긴 했지만, 스트레스 호르몬인 코르티솔(cortisol) 수치는 시골 거주자들과 동등했다. 도시민은 아마도 어느 정도는 스스로 거주 지역을 선택했을 거라고 케네디와 아돌프스는 지적했다. "도시 생활에 대한 선호도와 이를 견디는 능력에는 광범위한 개인차가 존재한 다. 어떤 사람들은 뉴욕에서 더없이 행복할 테고 무인도에서 가서 살라면 망설 임 없이 그렇게 하는 사람도 있을 것이다." 그들의 평론 내용이다. 핵심 요인은 "사람들이 매일 일상을 통제한다고 스스로 인식하는 정도"일지도 모른다.

연구자들이 짚었듯이, 연구에서 쉽게 스트레스를 받는 것이 명확히 드러난 도시민들조차 "비교적 안전하고 풍요로운 독일에서 자란" 반면, 몇십억 명이 가난하고 빈부 격차가 큰 환경에서 살아간다. 이는 뇌에서 더욱 급격한 변화 를 유발할 수 있다.

게다가 도시 환경으로 향하는 전 세계적 움직임은 조금도 완화될 조짐이 없다. 그러니 앞으로는 도시민들의 정신적 건강을 지키는 데 초점을 맞추어야 할 듯하다. 케네디와 아돌프스는 더 나은 건축과 도시계획으로 도시 환경을 '완화하는' 방법에 장래의 연구 초점을 맞추자고 제안한다.

심리적으로 건강한 도시를 설계하고 건축하기에 앞서, 뇌에서 이러한 변화 를 유발하는 기전을 확립하기 위해 더 많은 연구가 필요할 듯하다. 이전의 연 구 결과에 따르면 도시 환경은, 빠르면 스트레스를 받는 어머니를 통해 자궁 에서부터 영향을 미칠 가능성이 있다. "생물학적 원리를 확정하는 것은 그러 한 경향을 치료하는 첫 단계입니다." 프루스너는 서면으로 답변했다. 새로운 지식은 "도시화가 건강에 미치는 악영향에 맞서기 위해 사회과학, 신경과학, 공공 정책을 결부한 새로운 접근법을 향해 나아가는" 것이어야 하리라.

7-2 명상으로 감기를 떨쳐라

하비 블랙

다음번 감기를 가볍게 앓고 싶다면 지금 바로 명상이나 운동을 시작하라. 위스콘신대학교 매디슨캠퍼스의 한 연구는 마음 챙김 명상을 하거나 약간 격렬한 운동을 8주간 한 성인이 운동이나 명상을 하지 않은 사람들에 비해 그다음 겨울, 환절기 감기에 덜 걸렸다는 결과를 내놓았다.

이 연구 결과는 《가족의학연감(Annals of Family Medicine)》에 발표되었다. 연구자들은 피실험자 약 150명을 모집해 모두 50세 이상이고 80퍼센트는 여성인 피실험자들을 무작위적으로 세 집단으로 나누었다. 한 집단은 마음 챙김 명상 훈련을 8주간 받았고, 또 한 집단은 조교의 감독을 받으며 빨리 걷기나 조깅을 8주간 실행했다. 대조군은 아무것도 하지 않았다. 연구자는 그 후 9월에서 5월까지 주 2회 전화 통화와 실험실 방문을 통해 참가자들의 호흡 계통 건강을 확인했다. 하지만 피실험자들이 첫 8주의 훈련 기간 후 명상이나 운동을 계속했는지 여부는 파악하지 않았다.

명상을 했던 참가자들은 대조군에 비해 9월에서 5월까지 결근 일자가 일주일에 76퍼센트 적었다. 운동을 했던 사람들은 같은 기간의 결근 일자가 48퍼센트 적었다. 또한 두 집단은 감기와 독감 정도에서도 차이를 보였다. 운동이나 명상을 한 사람들은 평균 5일을 앓았던 데 비해 대조군의 감기는 8일간 지속되었다. 실험실 검사를 통해 스스로 보고한 감기 기간과 체내 항체 수치의 연관성이 확인되었다. 체내 항체 수치는 바이러스의 존재를 알려주는 생체 지표다.

　감기를 예방하거나 앓는 기간을 줄이는 데서 "마음 챙김 명상 훈련이 발휘한 효과를 입증했다는 사실이 중요하다고 생각합니다." 가족의학과 브루스 바렛(Bruce Barrett)은 말한다. 그러면서도 그 발견이 아직 초기 단계라고 주의를 주는 것도 잊지 않는다.

7-3 날카로운 신경을 가라앉혀라

로버트 엡스타인

'디저트(desserts)'의 스펠링을 거꾸로 하면 '스트레스 받은(stressed)'이 된다.

인생이 그렇지 않은가? 심지어 인생의 좋은 것들(고급 포도주, 기름진 음식, 섹스)도 스트레스를 줄 수 있다.

스트레스를 벗어나기란 말 그대로 불가능하다. 심지어 약간의 스트레스가 이롭다고 말하는 일부 전문가들도 있다. 나는 그런 생각이 틀렸다고 본다. 아마도 수많은 개인을 대상으로 평균 데이터를 내면서 오해가 생겼을 것이다. 그렇다. 심한 스트레스는 대다수 사람들에게 해롭고 건강과 기분, 생산성에 악영향을 미친다. 그런데 확실히 대다수 사람들은 약간 스트레스를 받는 상황일 때 업무 능력이 향상되고 기분이 좋다고 느낀다. 스트레스 요인들의 압박을 받지 않을 때는 생산성을 발휘하지 못하는 사람들이 많은 것도 분명하지만 스트레스 없이 능력을 발휘하는 것 또한 가능한 일이다. 일부 사람들이 심한 스트레스를 받는 조건에서 뛰어난 수행 능력을 발휘하는 것과 똑같이(올림픽 운동선수들처럼), 느긋한 마음 상태일 때 수행 능력을 발휘하는 것 역시 가능하다(쿵후 마스터를 생각해보라). 내 생각에는 그것이 목표여야 한다. 즉 생산적인 동시에 실제로 스트레스가 없는 삶을 말한다.

스트레스(위협으로 인지하는 자극에 대한 내적인 거부 반응)와 스트레스 요인(실제로 우리를 둘러싼 위협적인 자극들)의 관계는 똑떨어지지 않음을 염두에 두자.

교통체증 때문에 스트레스를 받을 순 있어도 그것이 다음날까지 지속되지는 않는다. 이는 희소식이다. 적절히 훈련하고 대비한다면 어떤 스트레스 요인이든 평정심으로 맞이할 가능성이 있기 때문이다.

나는 지금까지 약 20년간 이 문제를 연구해왔고, 로스앤젤레스의 서양심리학협회(Western Psychological Association) 연례 회담에서 제시한 연구에서 다양한 스트레스 관리 기법을 비교하며 어떤 것이 가장 도움이 되는지 살펴보았다.

현실 삶에서는 글쓰기와 수학은 집중적으로 정규 훈련을 받는다. 하지만 불행히도 스트레스 관리법을 배우는 것은 완전히 운에 달렸다. 각종 요금과 타이어 펑크와 들들 볶는 상사에 질린 수많은 사람들이 파괴적 대처 방식에 의존하는데, 약물과 알코올 등이 대표적이다. 그렇지만 지난 몇십 년간 수행된 연구에 따르면 폭넓고도 훈련 가능한 기술 또는 '능력'이 적어도 네 가지 존재한다. 이를 이용하면 파괴적이지 않은 방식으로 스트레스를 관리할 수 있다. 바로 원천 관리(스트레스의 원천을 축소하거나 제거하기), 긴장 완화(호흡 훈련이나 명상 등의 기술 훈련하기), 사고(思考) 관리(비합리적 사고를 바로잡고 상처받지 않는 방식으로 사건을 해석하기), 예방(스트레스 요인을 피하게끔 삶을 계획하고 실행하기)이다.

내 연구에서는 다양한 인종적·민족적 집단에 속한 사람들 3,304명이 스트레스를 관리하는 방식을 살펴보았다. 피실험자들의 연령은 10~86세(평균 34.9세)였고, 그중 85퍼센트가량은 미국이나 캐나다 출신, 나머지는 28개국

출신이었다. 실험은 온라인 설문 방식으로 이루어졌다.

참가자들은 다양한 인구통계학적 질문에 답한 후 스트레스 정도, 일반적인 행복감 정도, 가정과 직장에서 받는 스트레스 정도를 10점 척도로 평가했다. 나는 스트레스 관리 기술이 능숙한 사람들은 스트레스를 덜 받을 뿐 아니라 남들보다 행복하게, 가정적으로나 직업적으로 성공적 삶을 살 거라 추측했다. 실제로 스트레스는 너덜너덜해질 정도로 사람을 망가뜨리기 때문이다. 인간 관계에 극심한 영향을 미치는 것은 물론 부모 노릇을 제대로 못 하게 만들기도 한다.

그 검사의 주요 부분은 앞서 언급했듯이 다양한 행동을 네 가지 폭넓은 분야의 능력으로 분류하는 28가지 설문으로 구성된다. 설문은 무작위로 제시되었다. 예컨대 "나는 스트레스를 줄이려고 사건들을 자주 재해석한다"는 사고 관리 범주에 속하는 항목이다. 각 검사 항목마다 그 진술에 동의하거나 동의하지 않는 정도를 5점 척도로 표시한다. 검사가 끝나면 곧바로 네 가지 분야의 능력에 대한 각각의 결과와 점수 해석을 위한 정보, 총 점수가 제공된다.

네 가지 스트레스 관리 기술

나는 (과학자로서 다소 거만하게) 이 연구의 결과를 아주 잘 예측할 수 있으리라 생각했다. 그렇지만 (중요한 실천적 함의를 가진) 한 가지 면에서 내 예측은 어긋났다. 누군가 내게 네 가지 능력 중 무엇이 가장 중요하냐고 물었다면 나는 긴장 완화, 그다음이 사고 관리라고 대답했을 것이다. 다수의 연구가 긴장 완화에 관해 알려진 상식을 확인해준다. 즉 호흡 운동, 근육 이완 운동, 요가, 명상 등의 기술을 배우고 연습하는 사람들에겐 여러모로 득이 있다는 사실이다. 예컨대 정기적으로 명상을 하면 혈압이 낮아지고, 스트레스 요인에 대해 '면역이 생긴' 듯한 기분을 느낀다는 것이 입증되어왔다. 아마도 치료자들과 상담가들은 내담자들에게 주로 사고 관리 능력을 가르칠 것이다. 삶에서 벌어지는 사건에서 괴로움을 느끼지 않도록 어떻게 그들을 재해석하는가. 그 방법을 가르쳐줌으로써 그들에게 권한을 부여하는 것이다.

하지만 연구 결과는 스트레스 관리에는 예방이 가장 유용한 능력임을 명확히 보여주었다. 나는 회귀분석(regression analysis)이라는 통계 방법을 이용해 이를 판단했다. 이는 다양한 분야의 능력(이 같은 유형의 검사에서 서브스케일이라고 한다)의 점수를 바탕으로 다양한 결과를 예측하는 방식이었다. 이 경우, 그것은 행복과 성공에 관한 질문에 대한 답이었다. 예방(하루나 1년 단위 계획을 세우거나 스트레스 요인이 영향을 미치기 전에 미리 회피하도록 노력하는 것)은 네 가지 성과 지향 질문(outcome questions)* 모두의 가장 강력한 예측 변수였다.

*행동을 올바른 방향으로 바꾸기 위해 '무엇'과 '왜' 대신에 '어떻게'로 질문하는 것.

아울러 생각해볼 점은 강력한 예측 변수 2위가 원천 관리였다는 점이다. 그 방식은 더러 반응적일 때도 있었지만 보통은 주도적이었다. 이 폭넓은 범주에는 업무 위임, 공간 조직, 효율적 일정 짜기 등의 실천이 포함되어 있다. 이 모두를 예방 조치로 여길 수 있다.

예측력이 떨어지는 변수는 나머지 두 능력, 긴장 완화와 사고 관리였다. 이는 스트레스를 우려하는 사람들이 상담이나 훈련을 통해 가장 개선하고자 할 능력이다. 주도적으로도, 반응적으로도 훈련할 수 있는 긴장 완화는 사고 관리보다 더 도움이 되었는데, 후자는 거의 언제나 반응적이었다(내가 가장 좋아하는 예가 이솝 우화에 나온다. 포도 덩굴에 손이 닿지 않아 낙심한 여우는 생각의 틀을 바꾸어 이렇게 결론을 내린다. "어차피 신포도일 거야." 문제가 해결되고 스트레스는 해소되었다!).

여기서 스트레스의 주도적 관리라는 교훈을 얻을 수 있다. 스트레스를 받을 때 심호흡을 하거나 열까지 세는 것도 좋지만, 애초에 스트레스 상황을 피할 방법을 찾을 수 있다면 장기적으로는 훨씬 행복할 것이다.

우리는 진정 스트레스와 효과적으로 싸우는 법을 배울 수 있을까? 다행히도, 내 연구 결과에 따르면 (1) 스트레스 관리 훈련을 받은 사람들은 그렇지 않은 사람보다 더 잘 해낸다. (2) 훈련 시간이 길수록 기술도 향상된다. 이는 스트레스에 대한 자연적 반응과는 별도로, 스트레스 관리 기술을 배우면 이로울 가능성이 높음을 말한다. 말이 났으니 말인데 이 연구에서는 과거에 스트레스 관리 훈련을 받은 경험이 있는 피실험자는 17퍼센트에 불과했다. 아마도 일반 인구에 비하면 훨씬 낮은 수치일 것이다. 새로운 데이터는 심지어 사람들이 예방에 영 서툴다는 결과를 보여주었는데 이는 더욱 우려할 만한 점이다. 예방은 네 가지 능력의 검사 점수 중 3위를 기록했다.

가장 나쁜 소식은 내 연구의 전반적 점수에 관한 것이다. 간단한 기본적 스트레스 관리 기술 검사에서 사람들은 100점 척도를 기준으로 평균 55.3점을 기록했다. 학교 시험 점수와 비교해본다면, 이는 삶에서 직면하는 불가피한 스트레스 관리에 사람들이 평균적으로 F를 받는다는 뜻이다.

스트레스 관리의 중요성

몇 년 전에 나는 매사추세츠 주의 한 정신 건강 시설에서 스트레스 관리 세미나를 실시했다. 시작하기 전에 참석자들(시설 관리자들과 직원들)에게 내가 연구에서 사용하는 것과 비슷한 스트레스 관리 능력 검사를 받아보도록 했다. 그런데 우려할 만한 결과가 한 가지 나왔다. 개인적으로 친구이기도 한 그 시설의 소장이 그중 가장 낮은 점수를 기록했다. 그는 가장 스트레스가 심한 직위였고, 당시 몇 가지 심각한 건강 문제로 고통받았다. 이런 문제들은 스트레스 때문에 발생했을 것이다. 그게 아니라 해도 스트레스 때문에 심해졌음이 분명하리라. 스트레스가 건강을 해치는 생리학적 기전은 이제 명확히 입증되었다.

스트레스를 관리할 능력이나 의지가 없다면 사람들의 삶은 파괴적 영향을 받을 수 있다. 새로운 연구에서 나타난 가장 극적인 결과 가운데 하나는, 검사 점수와 사람들이 보고한 전반적 행복도가 나타내는 매우 뚜렷한 상관관계였다. 이를 달리 말하면 그 연구는, 우리가 삶에서 경험하는 행복의 거의 25퍼센트가 스트레스 관리 능력과 관련된다는 것을 (그리고 어쩌면 심지어 그것의 결과임을) 시사한다. 나는 또한 검사 점수와 사람들이 경험하는 개인적·업무적 성공 간의 강력한 양(긍정적)의 상관관계 그리고 검사 점수와 사람들이 느끼는 스트레스 수치 간의 강력한 음(부정적)의 상관관계를 발견했다.

요컨대 스트레스 관리는 훈련 가능한 기술이며 실제로 도움이 된다. 그리고 스트레스가 시작되기 전에 맞서 싸우면 더 큰 도움이 된다. 그러한 깨달음은 우리에게 큰 도전을 남긴다. 커다란 스트레스가 발생하기 전에 아직 잘 모르는 대중에게, 그리고 특히 우리 아이들에게 스트레스 관리 기술을 가르쳐야 한다는 점이다.

7-4 우울증의 다양한 그림자들

에리카 웨스틀리

에밀리 디킨슨(Emily Dickinson)은 그것을 "고착된 비애(fixed melancholy)"라고 불렀다. 수필작가 조지 산타야나(George Santayana)는 "얇게 잡아 늘인 분노(rage spread thin)"라고 불렀다. 표현이 다르니 느낌도 다르지만, 이 두 작가는 사실 동일한 병을 묘사했다. 바로 우울증이다. 둘의 차이점은 단순히 문학적이거나 철학적 차이를 넘어선다. 한 사람은 여성이고 한 사람은 남성이라는 사실을 반영하기도 한다.

심리치료사들은 남녀가 정신 질환을 각자 다르게 경험한다는 것을 이미 오래전부터 알고 있었다. 하지만 정신 질환 진단에 이용되는 교과서《정신 질환 진단 및 통계편람(Diagnostic and Statistical Manual of Mental Disorders)》을 편찬하던 임상의들은 일부러 그 병을 젠더 중립적으로 묘사했다. 오늘날 젠더를 무시함으로써 임상의들이 환자들에게 큰 해를 입힌다는 증거가 쌓여간다. 사실, 많은 연구자들이 우울증을 비롯한 정신 질환에서 나타나는 성차를 연구하면서, 젠더가 병의 모든 면면에 영향을 미친다는 불가피한 결론이 대두했다. 환자들이 경험하는 증상, 약물 반응, 평생에 걸친 질환의 진행 과정까지도.

우울증은 세계에서 가장 흔한 정신 질환으로, 세계보건기구에 따르면 1억 5,000만 명 이상, 전 세계 성인 인구의 약 4퍼센트가 이 질환의 영향을 받고 있다. 미국의 경우에는 발병률이 더욱 높아서 질병통제예방센터에서 최근 실시한 설문 조사 결과 4,800만 명, 또는 전체 성인 인구의 19퍼센트가 우울증으로 보고되었다(이처럼 높은 수치는 어쩌면 이 질병에 대한 인식이 어느 정도는 미국에서 널리 퍼져 있기 때문일 수도 있다).

우울증에서 남녀의 가장 뚜렷한 차이는 유병률로* 나타난다. 인구 연구에 따르면 이 병으로 고통받는 여성은 남성의 2배다. 이에 따라 우울증과 젠더에 관한 종래의 연구는 왜 여성이 이 병에 더 취약한지 밝히는 데 초점을 맞추어왔다. 비록 주로 편의상의 이유로 대다수 항우울제 연구에서 오로지 남성 피실험자들만을 모집했지만……

*일정 기간 동안 한 인구 집단 내에서 어떤 질병에 걸린 환자의 수.

그러나 최근 들어 연구자들은 더욱 심오한 차이를 연구하기 시작했다. 어쩌면 이 중 가장 중요하고 남녀 모두에게 가장 자주 오해를 사는 것은 남녀의 증상 차이일 것이다. 여성의 경우 우울증의 주된 감정은 보통 슬픔이다. 남성들에게는 전형적으로 분노나 짜증이 나타나는데, 종종 난폭함도 동반한다. 그 결과, 많은 여성과 남성(우울증에 걸린 남성을 포함해서)이 우울증을 개입이 필요한 심각한 장애가 아니라 흔한 좌절감이나 난폭함으로 오인한다. 또한 남성 우울증 환자들은 여성 우울증 환자들보다 외부의 도움을 구할 확률이 낮고, 자살을 할 가능성이 훨씬 높다. 질병통제예방센터에 따르면 여성 대 남성의 자살률은 1 대 4다.

그 차이가 생물학의 문제냐, 문화의 문제냐는 중요한 질문이다. 일부 연구자들은 우울증의 뇌화학적 원리는 남녀가 동일하지만 남성이 슬픔을 표출하지 못하게 하는 사회적 규범 때문에 남성은 종종 자신의 증상을 말로 표현하는 데 어려움을 겪는다고 믿는다. "그들은 '나는 슬퍼요'라고 말하지 않고 '되는 일이 없어요' 또는 '여자 친구하고 만날 싸워요'라고 말합니다." 아이오와 대학교의 카운슬링 감독으로 남성 심리학 관련 저서들을 펴낸 샘 코크런(Sam Cochran)은 말한다. "그렇지만 그 지점을 지나면, 남성의 증상도 여성 환자들과 거의 동일합니다."

코크런을 비롯해 문화적 영향력의 중요성을 강조하는 사람들은 소수지만 갈수록 늘어난다. 생물학이 남성과 여성으로 하여금 실질적으로 서로 다르게 느끼고 행동하도록 만든다고 시사하는 증거가 점차 쌓여간다. 여기에는 우울증을 비롯한 다른 정신 질환들에 취약한 정도도 포함된다. 이런 차이가 애초에 젠더를 규정한 물질에서 나온다는 사실은 그리 놀랍지 않다. 바로 성호르몬이다. 어쩌면 이러한 호르몬들이 뇌에 미치는 영향을 올바로 이해하는 것은 모든 우울증 환자를 올바르게 치료할 수 있는 유일한 방법일지도 모른다.

기분의 엔진이 되는 성호르몬

성호르몬, 주로 테스토스테론(testosterone)과 에스트로겐은 자궁에서 출발해 청소년기 내내 뇌의 발달에, 이후에는 기분에 주도적 역할을 한다. 이들의 역할은 단순히 삶의 주된 목적인 생식을 가능케 하는 것만이 아니다.

남녀는 각 호르몬 분비량이 다르다. 고환에서 생성되는 테스토스테론과 난소에서 제조되는 에스트로겐은 각각 남성과 여성에게 가장 왕성한 성호르몬이지만, 남성은 약간의 에스트로겐을, 여성은 약간의 테스토스테론을 각자의 성기와 부신(副腎)에서 만든다. 다른 성의 성호르몬은 남녀 모두에게 핵심 역할을 한다. 테스토스테론은 여성이 생리 주기를 조절하고 골밀도, 근육량, 성욕을 유지하게 해준다. 에스트로겐은 남성이 생식기의 체액을 조절하게 해준다.

성호르몬의 분비는 삶의 주기에 따라 변화한다. 호르몬 수치는 나날이, 심지어 시간에 따라 요동치기도 한다. 그렇지만 좀 더 넓은 의미에서 볼 때 처음에는 유아기에, 그다음에는 아동기 초기에 상승하고, 다시 10대 초반에 시상하부와 뇌하수체 자극으로 솟구쳐 사춘기 시작을 알린다. 성호르몬 수치는 10대 후반부터 50대 초반 또는 중반까지 차차 하락한다. 여성의 폐경기인 50대 초반과 중반에는 에스트로겐 생산이 가파르게 하락하며, 남성은 많은 의사들이 남성 갱년기라고 부르는 상태로 접어든다. 그러나 이때도 남성의 테스토스테론 분비는 그처럼 가파르게 하락하지는 않는다. 연구자들은 노년기 호르몬 수치의 격감을 남녀 모두의 인지 능력 쇠퇴, 기억력 손실과 연관 짓는다.

성호르몬이 뇌내 생화학에 미치는 영향을 연구하기는 어렵다. 호르몬 자체를 측정하기가 쉽지 않은 데다 영향력이 너무나 광범위하기 때문이다. 하지만 전체 뇌생리학에서 그것이 주요 역할을 한다는 매우 강력한 근거가 있다. 남성의 뇌는 대체로 여성의 뇌보다 크고, 성숙하는 데 시간이 더 걸린다. 과학자들은 아직 그처럼 지연을 유발하는 기전을 밝혀내지 못했지만, 동물 대상 연구에서 테스토스테론이 뇌유래신경영양인자(이하 BDNF) 생산을 자극하여 뇌

크기를 증가시킬 수 있음을 보여주었다. BDNF는 신경 발달에 관여하는 단백질이다. 남성 뇌가 완전한 성숙에 도달하는 데 더 오랜 시간이 걸리는 이유는 크기 때문일 가능성이 있다.

성호르몬이 생애 주기에 따라 기분 장애에 영향을 미친다는 증거는 수두룩하다. 테스토스테론과 에스트로겐은 뇌의 신경전달물질에 각기 다른 영향을 미치는데, 특히 감정 처리에 관여하는 두 영역인 시상하부와 편도체가 많은 영향을 받는다. 예를 들면 2001년 알베르트 아인슈타인 의과대학교에서 실시한 연구에 따르면, 초기 발달단계 동안 테스토스테론과 에스트로겐은 신경전달물질인 GABA에 서로 반대 영향을 미친다. 테스토스테론은 GABA 수송을 자극하고, 에스트로겐은 억제한다.

이런 양극화 효과는 처음에는 한 젠더에 도움이 되었다가 나중에는 다른 젠더에 도움이 된다. 아동기에는 소년들에게서 그 차이가 가장 강하게 나타난다. 과도한 GABA는 유아와 걸음마기 아기의 발작을 일으킬 수 있고 에스트로겐은 GABA를 억제하는 보호 효과를 발휘할 수 있다. 따라서 남자아이는 열성 경련(febrile seizures)을 일으킬 확률이 여자아이의 거의 2배나 된다. 또한 남자아이들은 초기 아동기에 우울증이 발생할 확률이 높다. 케임브리지대학교 산하 자폐증연구소 소장이자 심리학자인 사이먼 베이런-코헨(Simon Baron-Cohen)은 뇌가 발달하는 첫 몇 달간 남자아이들은 과도한 테스토스테론으로 인해 자폐증을 비롯한 신경정신적 질환에 취약해질 가능성이 있다고 주장한다. 아직 이유는 모르지만 GABA와 BDNF를 비롯해 테스토스테론이 자극하는 화학적 인자들은 이런 질환들과 관련이 있어 보인다. 테스토스테론의 역할이 간접적으로, 출산할 때 남자아이들이 산소 부족 등의 환경적 스트레스에 민감하게 만든다고 믿는 연구자들도 있다. 이 역시 정신적 증상을 유발할 수 있다.

사춘기 동안에는 젠더 균형이 변화하여, 여자아이들이 남자아이들에 비해 우울증에 두세 배 더 민감해진다. 연구자들은, 급등한 에스트로겐 수치가 스트레스 호르몬인 코르티솔 수치를 높이고 세로토닌 공급에 개입함으로써 여자아이들을 취약하게 만들 수 있다고 말한다. 그 시기의 세로토닌 부족은 피로와 불안, 그 밖의 우울증 증상으로 이어지기도 한다. 남자아이들은 이때 테스토스테론의 보호 효과를 누릴 수 있다. 2008년, 펜실베이니아대학교의 트레이시 베일(Tracy Bale)과 동료들이 발표한 연구에 따르면 암컷 쥐들에게 테스토스테론을 집행하자 우울증 등의 증상에 보호 효과가 나타나는 듯했다. 단, 그 효과는 청소년기로 한정되었다. 이는 신체가 분비하는 호르몬의 종류뿐만 아니라 분비 시기 역시 중요하다는 뜻이다.

남성 우울증 환자

환자들이 성인기에 들어서고 우울증 증상이 젠더별로 명확하게 갈라지면서 본성과 양육에 관한 논쟁은 실처럼 뒤엉켜 더욱 풀기 어려워진다. 이 질환을 가진 여성은 치료를 받을 확률이 훨씬 높기 때문에, 우울증 진단 범주는 여성의 증상에 치중한다. 남성 우울증의 전형인 분노와 무모함은 종래에 이 질환을 규정한 것에 전혀 들어맞지 않으므로, 남성은 검사에서 걸러질 수 있다. 또한 우울증은 남성이 가질 법한 질병에 대한 전통적 개념에도 들어맞지 않는다. 그런 까닭에, 국립정신보건원(National Institute of Mental Health, NIMH)이 후원한 2003년의 인식 확산 캠페인 명칭은 "진짜 남자, 진짜 우울증"이었다.

매사추세츠 주 월섬의 줄리 토튼(Julie Totten)은 당시 54세였던 아버지가 표출하던 짜증과 분노가 우울증 증상일 수 있다고 깨달았던 날을 선명히 기억한다. 때는 1990년, 오빠가 자살한 직후였다. 그녀는 자살의 원인을 알아보러 도서관에 갔고 남성 우울증을 다룬 논문을 접했다. "기분 좋을 때, 아버지는 사회적이고 외향적이었어요. 그렇지만 한편으로는 금방 짜증을 내고 모든 것을 어둡게만 보셨죠." 그녀는 말한다. "저는 아버지가 그러실 때마다 발끝으로 걸어 다니는 법을 배웠어요." 그녀의 아버지는 산타야나의 얇게 잡아 늘인 분노를 경험했던 듯하다.

토튼은 의사를 찾아가도록 아버지를 설득하는 일이 쉽지 않을 것을 알았다. 오빠는 죽기 전에 가족 주치의에게 도움을 청했지만, 위통과 체중 감소 등 외적 문제만 토로했다. 의사는 더 많이 먹으라고 조언했다. 토튼은 이리저리 둘러대며 아버지가 적절한 치료를 받게 했다. 독감에 걸렸다고 생각하는 아버지를 의사에게 데려가, 그 자리에서 정신과 의사를 만나도록 미리 준비했다. 아버지는 우울증 진단을 받고 선택적 세로토닌 재흡수 억제제(selective serotonin reuptake inhibitor, 이하 SSRI)를 처방받아 지속적으로 복용했다.

지금 토튼은 사랑하는 사람에게 그런 증상이 나타나면 치료받도록 도움을 주는 '우울증 인지를 위한 가족 모임(Families for Depression Awareness)'이라는 단체를 운영한다. 그녀는 그 단체에서 가장 큰 후원 그룹은 남편을 설득해 치료를 받게 하는 최선의 방법이 무언지 토론하는 여성들로 이루어진다고 말한다.

사실, 아무리 늦었다 해도 남성 우울증 환자가 의사를 만나는 것은 생사가 걸린 문제가 될 수 있다. 최근에 한 전문지에 실린, 남성의 높은 자살률을 다룬 논문 제목처럼 "여성은 도움을 구하고, 남자는 죽는다." 일부 연구자는, 이제 남성 전용 점수 체제를 만들자고 주장한다. 예컨대 '고틀란드 남성 우울증 척도(Gotland Male Depression Scale)'는 남성의 증상에 초점을 맞추어 1999년에 개발된 설문지다. 예를 들면 이 설문에서는 짜증, 무모함, 좌절감, 공격성을 느끼는 정도에 대해 구체적 질문을 제시한다.

약물 반응에 대한 남녀 차이

올바른 진단과 마찬가지로 남녀 모두 젠더에 적합한 치료를 받는 것이 중요하다. 오래전부터 임상의들은 정신과 약물이 양쪽 성에 동일한 영향을 미친다고 판단했다. 그러나 10년 전 버지니아커먼웰스대학교 정신과 의사 수전 콘슈타인(Susan Kornstein)은 남성이 여성만큼 SSRI에 잘 반응하지 않았음을 보여주는 연구 결과를 내놓았다. SSRI는 항우울제의 일종으로 플루옥세틴(프로작), 설트랄린(졸로프트), 에스시탈로프람(렉사프로)을 포함한다. "이는 상당한 동요를 일으켰습니다." 콘슈타인은 회상한다. 얼굴이 벌겋게 되어 목청을 높이는 사람들까지 있었는데, FDA에서 SSRI의 승인을 얻어낸 임상 시험은 오로지 남성만 대상으로 했기 때문이다. "연구자들은 생리 주기를 통제하는 번거로움을 피하려 했습니다." 그래서 여성을 실험에서 배제하고 그 약물에 다른 반응을 나타낼 가능성을 무시했습니다. 지금은 동 대학교 산하 여성정신건강연구소 소장으로 있는 콘슈타인의 말이다.

콘슈타인을 비롯한 연구자들의 연구 결과, SSRI의 효능은 진정한 젠더 격차를 드러냈다. 최근의 몇몇 연구는 폭넓게 이용되는 이런 의약품(질병통제예방센터에 따르면 2003~2006년 1,700만 명이 복용했다)은 에스트로겐이 존재할 때 가장 효과가 좋다는 것을 시사한다. 2008년 《정신신경내분비학(Psychoneuroendocrinology)》지에 발표된 연구는 SSRI 설트랄린(졸로프트)이 에스트로겐을 생성하지 않는 암컷 쥐들에게 아무 효과가 없음을 발견했다. 반면 에스트로겐 요법을 동반하면 쥐들의 우울증 비슷한 증상이 개선되었다. 콘슈타인이 2009년 후속 연구를 실시했을 때, 여성 환자들은 우울증 정도가 평균적으로 심했음에도 남성 환자들보다 SSRI 치료 후 회복을 경험할 확률이 높았다.

그와는 대조적으로 콘슈타인의 이전 연구는 남성이 이미프라민(토프라닐)과 부프로피온(웰부트린) 등의 항우울제에 더 잘 반응한다는 것을 밝혀냈다. 이 약물들은 세로토닌 대신 신경전달물질 도파민과 노르에피네프린(norepinephrine)에 초점을 맞춘다. 몇 년 전 국립정신보건원과 예일대학교 연구자들은 그 이유를 설명할 수 있는 연구를 하나 내놓았다. 그들은 양전자 방출 단층촬영(PET)을 이용해 항우울제를 복용하다가 중단한 남녀 환자들에게 SSRI들의 표적이 되는 세로토닌 수송 단백질 수치를 측정했다. 젊은 여성들은 핵심 뇌 영역들에서 세로토닌 전달물질 감소세를 22퍼센트 나타냈지만, 남성 환자들은 건강한 대조군과 전혀 차이를 보이지 않았다. 이는 남성 우울증과 세로토닌 결핍의 관련성이 낮다는 뜻이다.

여성이 인생의 각 시기에 항우울제에 다르게 반응한다는 것을 발견함으로써 이런 결과를 뒷받침할 수 있었다. 이는 다시금 왜 여성이 애초에 우울증이 생길 확률이 더 높은지 설명한다. 콘슈타인은, 젊은 여성과는 달리 폐경 후 여성은 남성 환자들과 마찬가지로 SSRI에 잘 반응하지 않으며, 노르에피네프린과 도파민을 표적으로 하는 항우울제가 더 효과적이었음을 발견했다. 이에 더해 예일대학교 연구진은 젊은 여성(과 남성 일반)과는 달리, 폐경기가 지난 여성 우울증 환자들은 세로토닌 신경전달물질 수치가 전혀 감소하지 않았음을 발견했다. 이러한 발견은 SSRI가 에스트로겐이 존재할 때 가장 잘 작용한다는 동물 실험의 증거와 들어맞으며, 생애 주기 중에 에스트로겐이 정신 건강에 미치는 영향을 드러낸다. 에스트로겐은 이처럼 청소년기에 용솟음쳐서 뇌의 스트레스 경로를 영영 바꾸어놓을 뿐 아니라 그 상실로 인해 뇌 회로와 약물에 대한 여성의 반응에 심오한 영향을 미친다.

약물 복용 타이밍의 중요성

많은 여성 우울증 환자들이 그러하듯이 뉴욕 하우패그에 사는 56세의 뎁 다몬(Deb Damone)은 사춘기가 되자 처음으로 그녀의 표현을 빌리면 "불길한 슬픔"을 겪었다. 17세 무렵 우울증 진단을 받고 삼환계(tricyclic) 항우울제(SSRI가 나오기 전이었다)를 복용하기 시작했다. 약물은 효과가 없었다. 그리하여 30대 후반까지 항우울제 복용은 생각지도 않다가 의사에게 프로작을 처방받았는데, 이 약은 효과가 좋았다. 그런데 50대 초반에 폐경을 맞으면서 증상이 악화되었다. 기분이 급변하고, 쉽게 극도의 슬픔을 느꼈으며(에밀리 디킨슨의 "고착된 비애") 침대에서 일어나기가 힘들었다. 그녀는 말한다. "10대 이후로 그렇게 변덕을 부린 적이 없었어요. 프로작을 복용하지 않았다면 더 심한 꼴이 됐을 거라고 생각했어요." 사실 다몬의 경우, 성년 초기에 프로작을 복용하다가 폐경 후에 벤라팍신(이펙사)처럼 노르에피네프린에 초점을 맞춘 약물로 바꿨더라면 더 나았을지도 모른다. 하버드 브리검여성병원에서 조현병과 우울증에서 나타나는 성차를 연구하는 임상심리학자 질 골드슈타인(Jill Goldstein)의 말을 들어보자. "이런 질환을 이해하려면 평생을 보는 시야를 가져야 한다는 생각이 뿌리 내려야 합니다."

골드슈타인은 1960년대에 그 지역에서 출생한 아이들 몇천 명에 대한 의학적 기록을 수집한 뉴잉글랜드 가족 연구(New England Family Study) 데이터를 바탕으로 자신의 이론을 실천에 옮긴다. 이 연구는 미국국립보건원이 지원한, 1959년부터 미국 전역 12개 도시의 임산부 6만 6,000명을 추적한 전국 합동 주산기(周産期) 연구(National Collaborative Perinatal Project)에서 시작되었다. 연구자들은 산모의 제대혈 표본, 아동의 상세한 의학적 전력을 포함해 귀중한 자료들을 축적했다. 참가자들의 삶과 관련된 다양한 조건들에 대해 후향성 연구(retrospective study)를* 수행하는 데

*질병의 원인이나 위험 요인을 규명할 때 결과를 먼저 관찰한 뒤 가능한 원인이나 요인을 거꾸로 찾아나가는 연구 방식.

필요한 모든 데이터가 있었다.

연구 지원은 1967년에 중단되었지만 연구자들은 이제 그 자료들을 이용할 수 있다. 주산기와 산후 표본에 대한 세계 최대 규모의 자료 모음이다. 미네소타대학교 연구자들은 최근 아동기 모반(母斑)과 성인기 피부암의 관계를 연구하기 위해 그 자료를 이용했다(그리고 긍정적 상관관계를 발견했다). 표본에 의거해 아동기 비만과 심장병, 어머니의 흡연과 아동의 영양, 납 노출과 조현병의 관계를 조사한 연구도 있다.

몇 년 전 골드슈타인은 하버드대학교, 브라운대학교의 동료들과 함께 본래 참가자들 중 약 1,000명을 모집해서 이제는 대부분 40대가 된 이들을 대상으로 우울증 후속 연구를 실시했다. 연구자들은 호르몬이 유도하는 신경화학적 경로를 밝히기를 기대하면서 이 질환과 관련된 발달 요인을 찾고 있다. 그러한 요인 다수는 성차와 관련되어 있다. 또한 시상하부와 편도체처럼 기분에 관여하는 뇌의 핵심 영역에서 나타나는 젠더 차이를 평가하기 위해 기능적 자기공명영상을 촬영하기도 한다. 골드슈타인은 여성 우울증 환자들의 기능적 자기공명영상 스캔에서, 뇌의 스트레스 반응을 조절하는 피질 영역의 활동 감소가 나타날 것으로 내다본다.

의학, 특히 정신의학 분야에서는 종종 성적 고정관념과 싸워왔다. 빅토리

아 시대 내내 그리고 1900년대 초까지, 여성의 정신의학적 증상은 흔히 '여성' 질환인 히스테리로 진단받았다. 오늘날 의학계에서는 이를 인정하지 않는다. 남성 우월주의적 시각을 벗어던진 이 분야는 이제 반대 방향으로 돌아서 진단과 치료에서 아예 젠더를 벗겨내고 말았다. 최근 가벼운 우울증 환자들이 항우울제의 효과를 그다지 보지 못한다는 분석 결과가 널리 보도되었는데, 연구자들은 젠더별 효과 차이를 묻는 질문에 답하지 못했다. 이를 뒷받침해줄 데이터가 없었기 때문이다.

과학자들이 우울증에서 나타나는 남녀의 생물학적 차이에 관해 지금 알아가는 모든 것을 종합하게 되면 그런 부족함을 떨칠 수 있을 것이다. 지식은 환자들이 그들의 인체화학에 정교하게 조율된 치료법을 찾는 데 보탬이 될 것이다. 그리고 순전히 의학적 이유를 뛰어넘어, 인간 감정의 미묘함에 대한 세련된 이해(우울증이 어떤 이들에게는 멜랑콜리가 되고, 어떤 이들에게는 분노가 된다는)는 서로에 대한, 그리고 우리 자신에 대한 지식이 깊어지게 해줄 것이다.

7-5 사회적 치유

졸란다 제튼·캐서린 해슬럼·알렉산더 해슬럼·닐라 브랜스콤브

당신은 연례 정기 검진을 받으려 왔다. 의사는 혈압을 재고, 식단과 운동 패턴을 묻고, 흡연을 하는지 질문한다. 이어 사회적 삶에 대한 다소 따끔한 질문들이 치고 들어온다. 친구가 많습니까? 사교 활동을 합니까? 가입한 단체가 있습니까? 가입한 단체가 얼마나 다양합니까? 이런 단체들은 환자분에게 얼마나 중요합니까?

당신은 뜻밖의 질문에 당황하지 않고 적극적으로 참여하는 활동의 목록을 줄줄 읊는다. 독서 모임, 배구팀, 걷기 모임, 직장 동료 모임 등등. 의사는 칭찬하면서 당신이 제대로 하고 있다고 말한다. 그토록 많은 사회단체에 속해 있으니 이따금 체육관 가는 것을 빼먹더라도 크게 걱정할 필요 없다고 알려준다.

물론 이 검진은 일반적인 진찰실 상황과는 다르다. 검진은 보통 의료 검진과 건성으로 주고받는 인사치레 후 끝난다. 하지만 거기서 끝나서는 안 된다.

사회단체들에 소속되어 있고 넓은 인맥이 있느냐는 식단과 운동 못지않게 건강의 중요한 예측 변수인 듯하다. 뇌졸중 환자 655명을 대상으로 한, 컬럼비아대학교 사회의학-신경학 교수 버나뎃 보덴-알발라(Bernadette Boden-Albala)와 동료들의 2005년 연구가 그것을 뒷받침한다. 사회적으로 고립된 환자들은 의미 있는 사회관계가 있는 환자들에 비해 5년 내에 뇌졸중이 재발할 확률이 거의 2배였다. 사실 타인과의 단절이라는 요인은 관상동맥 질환이 있

거나 육체적으로 비활동적이라는(둘 다 2차 뇌졸중을 일으킬 가능성을 약 30퍼센트 증가시킨다) 종래의 요인들에 비해 뇌졸중을 재발시킬 위험이 훨씬 큰 것으로 드러난다.

심각한 건강 문제를 가진 사람들만 그런 영향을 받는 것은 아니다. 2008년에 시작된 연구에서 하버드 공공보건대학원에서 전염병학과 건강을 연구하는 카렌 에르텔(Karen Ertel), 마리아 글리머(Maria Glymour), 리사 버크만(Lisa Berkman)은 6년의 연구 기간 동안 연로한 미국인 1만 6,638명을 추적했다. 《미국 공공보건학 학회지(American Journal of Public Health)》에 발표된 결과에 따르면 사회적 결합이 있는 삶, 활동적 삶을 사는 사람들은 기억력 손실이 상당히 적게 나타났다.

카네기멜론대학교의 심리학자 셸던 코헨(Sheldon Cohen)과 그의 동료들의 2003년 연구는 한층 더 평범한 건강 지표를 이용해, 사회적 인맥이 다양한 사람들이 감기에 덜 걸린다는 사실을 입증했다. 《심리과학 학술지(Psychological Science)》에 발표된 그 연구는 표본 중 가장 덜 사교적인 사람이 가장 사교적인 사람들에 비해 감기에 걸릴 확률이 2배 더 높다는 것을 보여주었다. 사교적인 사람들이 병원균에 노출될 위험이 더 크다는 사실을 감안하면 놀라운 결과다.

그러한 발견은 우리를 신체와 정신의 이원론에 관한 해묵은 논쟁으로 이끌며, 신체적 건강과 정신적 건강(soma와 psyche)의* 연결 고리의 본질이 무엇인지 탐구하게 한

*둘 다 그리스어에서 나온 말로 육체와 영혼을 가리킨다.

다. 이제는 사회적 고립이 건강에 미치는 영향이 흡연, 고혈압, 비만에 비견
될 정도라는 강력한 증거들이 존재한다. 심지어 건강에 영향을 미친다고 알
려진 다른 변수들을 통제해도 결과는 같다.

달걀은 여러 바구니에 나눠 담을 것

최근 일련의 연구들은, 다수의 사회단체에 참여하면 특히 삶에서 중요한 변화
로 건강이 위협당할 때 매우 도움이 된다는 것을 보여준다. 부상 때문에 다시
는 달리지 못하게 된 마라톤 선수를 생각해보자. 그런 부상을 당하면 누구라
도 무너지겠지만, 특히 달리기 선수라는 측면에서만 자신을 규정하는 사람에
게는 충격이 클 것이다. 가족이나 친구를 위한 시간을 좀처럼 내지 않다가 은
퇴 후 생활에 적응하는 데 어려움을 겪는 일 중독자도 마찬가지다.

　우리는 불행이 닥칠 경우에 대비해 가진 달걀(사회 정체성)을 한 바구니에
모두 담지 않는 것이 최선이라고 가정한다. 연구에 따르면, 달걀을 여러 바구
니에 나눠 담으면(사회적 정체성을 여럿 가지면) 하나를 잃어도 나머지가 남기
때문에 안전하다.

　우리 중 세 사람(캐서린 해슬럼, 알렉산더 해슬럼, 졸란다 제튼)은 최근 잉글랜드
엑서터대학교의 임상의들과 사회심리학자들인 아비가일 홈즈(Abigail Holmes),
휴 윌리엄스(W. Huw Williams), 아르티 아이어(Aarti Iyer)와 함께 실시한 연구
에서 이 생각을 검증했다. 2008년《신경심리학적 재활(Neuropsychological
Rehabilitation)》에 실린 이 연구에서, 우리는 최근 뇌졸중을 겪은 53명의 상황

과 이에 따른 변화를 추적했다. 뇌졸중 이전에 많은 사회단체에 참여했던 사람들은 뇌졸중 이후 삶의 만족도가 그렇지 않은 사람들에 비해 높았다. 추가 분석을 통해 그 이유가, 이전에 많은 단체에 속했던 뇌졸중 환자들은 그들을 지지해줄 사회적 인맥이 많기 때문인 것으로 밝혀졌다. 이는 (방향감각에 혼란이 오고, 이름을 잊어버리고, 의사결정을 하지 못하는 등) 인지적 손실이 매우 컸던 사람에게 특히 중요했다. 이런 방면의 능력이 손상되었다고 느낀 환자들은 삶의 질이 낮아졌다고 보고하는 경향을 보였다. 부분적으로는 인지적 손실 때문에 사회관계 유지가 어려워졌기 때문이다. 그들은 이전의 삶에는 있었던 지지 그룹을 빼앗긴 것이다.

제튼과 알렉산더 해슬럼이 최근 사회심리학자 아이어, 디미트리오스 치브리코스(Dimitrios Tsivrikos), 톰 포스트메스(Tom Postmes)와 함께 《영국 사회심리학 학회지(British Journal of Social Psychology)》에 발표한 또 다른 연구에서 우리는 대학교 1학년생들을 입학 두 달 전부터 입학 두 달 후까지 총 4개월간 지켜보았다. 핵심 질문은, 어떤 개인이 대학생이라는 새로운 신분에 잘 안착할 가능성이 높은지를 예측할 수 있느냐였다. 뇌졸중 연구에서 그랬듯이, 건강한 적응을 위한 가장 확실한 예측 변수 가운데 하나는 각 학생이 입학 전에 속했던 단체의 수였다. 과거에 많은 단체에 속했던 학생들은 우울증 수치가 낮았다. 이 추이에 영향을 미칠 수 있는, 대학교 생활에 관한 불안함, 사회적 지지를 얻을 가능성, 학문적 장애물 등의 요인을 포함해도 마찬가지였다.

단체는 우리를 좌절시킬 수도 있을까?

그렇다면 모임은 늘 우리를 건강하게만 만들까? 예컨대 그룹에서의 잦은 내적 갈등 등으로 부정적 영향력을 미칠 여지도 존재할까? 만약 자신이 속한 그룹이 더 큰 사회에서 하찮은 취급을 받거나 낙인이 찍힌다면 어떨까? 자신과 동일시하는 단체가 잘나가면 덩달아 잘나가는 기분을 느끼고, 자신이 속한 단체가 존중받지 못하거나 성과가 떨어지면 위기의식을 느낄까?

단체의 실패에 대한 반응은 두 가지로 나타난다는 연구 결과가 있다. 사람들은 때로는 그 단체에서 자신을 분리하고 단체와의 낮은 동일시를 보고하지만 오히려 애정이 강해지고 더 큰 결속감을 느끼는 경우도 있다. 그리고 사람들은 늘 지기만 하는 스포츠팀을 응원할 때처럼 단체의 실패를 합리화하는 데 놀랍도록 창의력을 발휘한다. 우리 연구진 중 한 사람(브랜스콤브)은, 머리주립대학교 심리학자 다니엘 완(Daniel L. Wann)과 함께 미국 야구팬들과 농구팬들을 살펴보았고, 팬들이 자신을 팀과 동일시하는 수준이 그 팀의 우승이나 패배와는 아무런 관련이 없음을 발견했다. 골수팬(그들에게 스포츠팀은 자아정체성의 핵심이었다)들은 좋을 때나 나쁠 때나 아무 의문의 여지 없이 팀을 지켰다.

차별과 폄하를 겪는 집단에 속하는 것은 어떤가? 이때 사람들은 다시금 두 경로 중 하나를 택한다. 그 집단을 멀리하거나, 오히려 더욱 헌신하거나.

이 주장은 명확히 브랜스콤브 그리고 캔자스대학교의 사회심리학자들인 마이클 슈미트(Michael T. Schmitt)와 리처드 하비(Richard D. Harvey)가《성격과 사회심리학 학회지(Journal of Personality and Social Psychology)》에 발표한 공동연구를 바탕으로 한다. 이에 따르면 인종차별을 받았다고 느낀 아프리카계 미국인들은 낮은 행복감을 보고했다. 그와 동시에 그들은 더 많은 차별을 느낄수록 자신들의 인종적 정체성에 더 강하게 매달렸다. 특히, 인종차별을 인식하고 이에 대한 반응으로 아프리카계 미국인이라는 정체성에 더 강하게 동일시했던 사람들이, 차별받는다고 느끼면서도 자신의 인종 집단과 덜 동일시했던 사람들에 비해 심리적으로 더 행복했다는 사실이 흥미롭다.

브랜스콤브와 그녀의 동료들이 여성과 연로한 소수 문화 집단을 대상으로 실시한 최근의 연구에서도 비슷한 결과가 나왔다. 차별당한다는 느낌은 개인의 행복감을 위협할 정도로 직접적 효과를 미쳤다. 동시에, 사람들은 자신의 집단 정체성을 부정하기보다는 얼싸안을 경우 편견을 잘 견뎌내고 이에 잘 적응할 수 있다고 느꼈다. 그런 연구 결과는, 만약 그 집단에 대한 차별이 존재한다면 사회집단이 고통의 근원이 될 수 있음을 입증한다. 그와 동시에, 바로 그 집단이 차별이라는 돌팔매와 화살에 효과적으로 대처하는 방편이 될 수도 있다.

스코틀랜드 세인트앤드루스대학교 스티븐 레이처(Stephen D. Reicher)와 알렉산더 해슬럼도 BBC 감옥 실험에서 발견한 사실을 기반으로 비슷한 결론에 도달했다. 그 실험에서, 남성 자원자들은 실험실 '감옥'에서 '죄수'와 '간수'라는 두 집단 중 한 집단에 무작위로 배정되었다. 8일의 실험 기간 동안 죄수들은 의기소침한 개인에서 원활히 기능하는 명랑한 집단으로 변해 있었다. 그러나 간수들에게는 반대 과정이 일어났다. 그들이 공유한 정체감은 시간이 흐르면서 커지는 무력감과 의기소침함을 따라 저하되었다. '감옥'이라는 상황이 그들을 사회적으로 고립되게 만들었기 때문에, 간수들은 높은 피로도를 느끼게 되었다.

시간이 흐르면서 집단 소속원들의 사회적 동일시에서 나타나는 이러한 변화는, 진술된 스트레스와 우울증 수치뿐만 아니라 스트레스의 생리적 표지(標識)에도 반영되었다. 특히 참가자들의 코르티솔 수치가 두드러졌다. 여기에 다시금 (개인에게 내면화되는) 사회 정체성과 사회집단에의 소속이 기본적 자율 기능화(basic autonomic functioning)의 변화로 이어진다는 증거가 있다.

기억 속 가상의 그룹

어떻게 해서 정체성이 건강에 긍정적 영향을 미칠까? 이 질문에 답하려면, 사회 정체성이 손상되거나 더는 자연스러운 방식으로 기능하지 않게 된 사람에게 어떤 일이 일어나는지 살펴보면 도움이 된다. 실제로 많은 신경심리학자들이 이 방법을 이용한다. 그것이 무너질 때 어떤 일이 일어나는지 관찰함으로써 특정한 과정을 이해하려는 것이다.

졸란다 제튼, 캐서린 해슬럼, 알렉산더 해슬럼이 엑서터대학교에서 임상심리학자 카라 푸글리에스(Cara Pugliese), 제임스 통크스(James Tonks)와 공동으로 실시한 연구에서는 치매를 앓는 사람들 집단에서 이 문제를 살펴보았다. 연구 결과는《임상과 실험 신경심리학 학회지(Journal of Clinical and

Experimental Neuropsychology)》에 발표되었다. 치매가 심할수록 사람들은 과거 삶에서 세부 사항(자신이 누구인지, 타인과 어떻게 상호작용했는지 등)을 잘 기억하지 못하며, 그것이 전반적 건강 저하로 이어진다는 가설에서 시작했다. 실제로 치매 초기 신호를 보여주는 사람들은 대체로 기억력이 멀쩡한 사람들보다 건강 문제를 더 많이 겪는다는 사실이 연구 결과 드러났다. 그렇지만 놀랍게도, 치매 초기 단계에 있는 참가자들이 스스로 보고한 건강과, 좀 더 진행된 치매 상태인 사람들 사이에서는 아무런 차이도 발견되지 않았다. 차이랄 것이 있다면, 후자에 속한 사람들(대체로 요일도 모르고, 심하면 연도도 몰랐던)이 여전히 비교적 가벼운 치매 증상을 보이는 사람들보다 스스로 더 건강하다고 느끼는 경향이었다.

처음에는 이 패턴이 당혹스러웠다. 그렇지만 분석이 진전되면서 치매가 진행된 사람들은 가벼운 치매에 걸린 사람들보다 더 많은 단체에 속했다고 생각하는 경향이 있음이 드러났다. 더욱이, 과거의 단체들(공동체 모임이나 브리지 클럽* 등)은 그들 마음속에서 현재 진행형이었다. 치매 증상이 가벼운 사람들과는 달리, 치매 증 *bridge는 카드 놀이의 일종. 상이 심한 사람들은 자신들이 더는 이런 모임에서 활동하지 않는다는 사실을 기억하지 못했다. 스스로 보고한 그들의 행복감이 그토록 높았다는 놀라운 결과는 단체에 속해 있다는 인식 덕분이었다.

이 발견은 심한 신경 장애를 겪고도 놀랍도록 멀쩡하게 살아가는 사람들을 다룬 글을 자주 쓰는 컬럼비아대학교 의료센터의 신경학자 올리버 색스

변화의 과정에서 행복을 유지하기

우리는 다수의 사회 정체성을 가지고 있을 때 삶의 변화를 더 잘 견뎌낸다. 예를 들면 실직한 사람들은 여러 해 동안 자신에게 중요했던 동료들이라는 인맥을 잃을 수 있다. 이는 그들의 행복을 위태롭게 할 가능성이 있다. 그렇지만 그들은 여전히 동네 테니스 클럽 회원이거나, 지역 교회의 자원봉사자일 것이다. 그리고 이런 정체성들을 유지하면 그들이 변화를 극복하는 데 도움이 될 것이다.

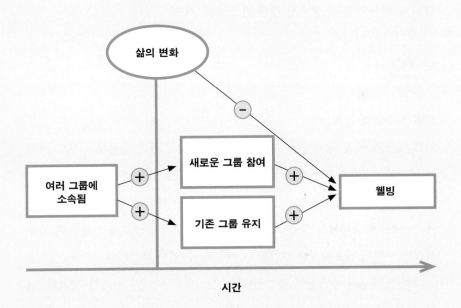

출처 : "Maintaining Group Memberships : Social Identity Continuity Predicts Well-Being After Stroke," by Catherine Haslam et al., in *Neuropsychological Rehabilitation*, Vol. 18 ; 2008, and "The More (and the More Compatible) the Merrier : Multiple Group Memberships and Identity Compatibility as Predictors of Adjustment after Life Transitions," by Aarti Iyer et al., in *British Journal of Social Psychology* (in press).
Merrier : Multiple Group Memberships and Identity Compatibility as Predictors of Adjustment after Life Transitions," by Aarti Iyer et al., in *British Journal of Social Psyhology* (in press).

(Oliver Sacks)의 관찰과 부합한다.《아내를 모자로 착각한 남자(The Man Who Mistook his Wife for a Hat)》에서＊ 색스는 환자의 삶의 질을 평가할 때 중요한 것은 반드시 그 장애

＊국내에서도 출간되었다.

의 심각성이 아니라, 환자가 일관적 자아감을 유지할 수 있는 능력이라고 결론 내렸다.

모임과 수명의 관계

단체 생활과 사회 정체성에 대한 감각은 전반적 건강과 행복에 심오한 영향을 미친다. 이 발견은 인간 본성에 대한 무언가 근본적인 점을 반영한다. 인간은 집단으로 살아가는(그리고 그렇게 살도록 진화한) 사회적 동물들이다. 인간들에게, 단체에 소속되는 것은 자신이 누구인지, 그리고 풍요롭고 충만한 삶을 살려면 무엇이 필요한지를 결정할 때 빼놓을 수 없는 부분이다.

사회 정체성의 중요성에 대한 인지는 심리학뿐 아니라 사회학·경제학·의학·신경과학에서도 중요한 생각의 창을 열어준다. 그런 연구에는 실용적 효과도 있다. 단체들이 사회적 치유책을 제공할 수 있음을 뜻하기 때문이다. 하버드대학교의 정치학과 교수 로버트 퍼트넘(Robert D. Putnam)은 그의 책《나홀로 볼링(Bowling Alone)》에서＊＊ 이렇게 썼다.

＊＊국내에서도 출간되었다.

"대략 말하자면, 아무 단체에도 속하지 않은 사람이 어떤 단체에 가입하기로 마음먹었다면, 다음해에 사망할 위험을 절반으로 줄인 것이다."

달리 말해 단체 생활 참여는 정신과 신체의 건강 위협에 예방접종 역할을 할 수 있다. 이는 의약적 방법보다 훨씬 돈이 덜 들고 부작용도 적다. 또한 의사들을 멀리할 수 있으니 훨씬 즐거운 방법이기도 하다.

출처

1 Diet for Health

1-1 Marion Nestle, "Eating Made Simple", *Scientific American* 297(3), 60~69. (September 2007)

1-2 Karen Bellenir, "Fact or Fiction : You Should Drink 8 Glasses of Water Daily ", Scientific American online, June 4, 2009.

1-3 Melinda Wenner Moyer, "Carbs, Fats and Heart Health", *Scientific American* 302(5), 19~21. (May 2010)

1-4 Ferris Jabr, "Are Modern Methods of Preserving and Cooking Meat Healthy? ", *Scientific American* 307(5), 28~30. (November 2012)

2 Supplements : Good or Bad?

2-1 Christine Rosenbloom and Luke Bucci, "Do Vitamins in Pills Differ from Those in Food?", Scientific American online, March 5, 2001.

2-2 Coco Ballantyne, "Fact or Fiction : Vitamin Supplements Improve Your Health", Scientific American online, May 17, 2007.

2-3 Katherine Harmon, "Dangerous Advice and False Claims from Herbal Supplement Sellers", Scientific American online, May 28, 2010.

2-4 Melinda Wenner Moyer, "The Myth of Antioxidants", *Scientific American* 308(2), 62~67. (February 2013)

3 The Obesity Epidemic

3-1 Steve Mirsky, "The World Is Fat : Obesity Outweighs Hunger Worldwide", Sientific American online, August 22, 2007.

3-2 Rose Eveleth, "The Hidden Drivers of Childhood Obesity", Scientific American online, October 31, 2011.

3-3 W. Wayt Gibbs, "Obesity : An Overblown Epidemic?", *Scientific American* 292(6), 70~77. (June 2005)

3-4 Paul Raeburn, "Can Fat Be Fit?", *Scientific American* 297(3), 70~71. (September 2007)

3-5 David H. Freedman, "How to Fix the Obesity Crisis", *Scientific American* 304(2), 40~47. (February 2011)

4 Diabetes Defined

4-1 Melinda Wenner Moyer, "The Link Between Inflammation and Diabetes", Scientific American online, December 16, 2009.

4-2 Katherine Harmon, "New Testing Method Finds Environmental Risks for Diabetes", Scientific American online, May 21, 2010.

4-3 Maryn McKenna, "Diabetes Mystery : Why Are Type 1 Cases Surging?", *Scientific American* 306(2), 26~28. (February 2012)

4-4 Sara Sklaroff and John Rennie, "Managing Diabetes", *Scientific American*

17, 46~577. (December 2007)

5 Addiction

5-1 Melinda Wenner Moyer, "Deadly Duo : Alcohol and Prescription Drugs", Scientific American online, February 24, 2012.

5-2 Hal Arkowitz and Scott O. Lilienfeld, "Do-It-Yourself Addiction Cures", *Scientific American* 19, 78~79. (August/September 2008)

5-3 Arthur L. Klatsk, "Drink to Your Health?", *Scientific American* 16, 22~29. (December 2006)

5-4 Joseph R. DiFranza, "Hooked from the First Cigarette", *Scientific American* 298(5), 82~877. (May 2008)

6 The Power of Exercise

6-1 Christopher Intagliata, "Short Interval Training Burns Big Calories", Scientific American online, October 23, 2012.

6-2 Christopher Intagliata, "Reasons for Runner's High", Scientific American online, March 26, 2012.

6-3 Karen Hopkin, "Laughter Proves as Effective as Working Out", Scientific American online, May 7, 2010.

6-4 Katherine Harmon, "Unlocking the Chemistry of Exercise", Scientific

258

American online, May 26, 2010.

6-5 Coco Ballantyne, "Does Staying Active Really Make You Healthier?", Scientific American online, January 2, 2009.

7 Stress and Mental Health : A Calmer, Happier You

7-1 Katherine Harmon, "City Living Changes Brain's Stress Response", Scientific American online, June 22, 2011.

7-2 Harvey Black, "Meditate that Cold Away", *Scientific American Mind* 23(5), 18. (November/December 2012)

7-3 Robert Epstein, "Fight the Frazzled Mind", *Scientific American Mind* 22(4), 30~35. (September/October 2011)

7-4 Erica Westly, "Different Shades of Blue", *Scientific American Mind* 21(2), 30~37. (May/June 2010)

7-5 Jolanda Jetten, Catherine Haslam, S. Alexander Haslam and Nyla R. Branscombe, "The Social Cure", *Scientific American Mind* 20, 26~33. (September/October 2009)

저자 소개

닐라 브랜스콤브 Nyla R. Branscombe, 캔자스대학교 교수

데이비드 프리드먼 David H. Freedman, 과학 저술가

로버트 엡스타인 Robert Epstein, 과학 전문 기자

로즈 에벌리스 Rose Eveleth, 과학 저술가

루크 부치 Luke Bucci, 식품영양학자

마린 맥케나 Maryn McKenna, 건강 및 음식 전문 기자

매리언 네슬레 Marion Nestle, 뉴욕대학교 교수

멜린다 웨너 모이어 Melinda Wenner Moyer, 건강 전문 기자

새러 스클라로프 Sara Sklaroff, 과학 저술가

스콧 릴리엔펠드 Scott O. Lilienfeld, 에모리대학교 교수

스티브 머스키 Steve Mirsky, 과학 저술가

아서 클라츠키 Arthur L. Klatsky, 오클랜드 메디컬 센터 연구원

알렉산더 해슬럼 S. Alexander Haslam, 퀸즈랜드대학교 교수

에리카 웨스틀리 Erica Westly, 과학 저술가

웨이트 깁스 W. Wayt Gibbs, 과학 저술가

졸란다 제튼 Jolanda Jetten, 퀸즈랜드대학교 교수

조세프 디프란차 Joseph R. Difranza, 매사추세츠대학교 의과대학 교수

존 레니 John Rennie, 《사이언티픽 아메리칸》 기자

카렌 벨러니어 Karen Bellenir, 과학 저술가

카렌 홉킨 Karen Hopkin, 과학 저술가

캐서린 하먼 Katherine Harmon, 과학 전문 기자

캐서린 해슬럼 S. Catherin Haslam, 퀸즈랜드대학교 교수

코코 밸런타인 Coco Ballantyne, 과학 전문 기자

크리스토퍼 인타글리아타 Christopher Intagliata, 사이언스 프라이데이 PD

크리스틴 로젠블룸 Christine Rosenbloom, 조지아대학교 교수

페리스 자브르 Ferris Jabr, 과학 전문 기자

폴 레이번 Paul Raeburn, 과학 저술가

하비 블랙 Harvey Black, 과학 전문 기자

할 아르코위츠 Hal Arkowitz, 애리조나대학교 교수

옮긴이_ 김지선

서울에서 태어나 서강대학교 영문학과를 졸업하고 출판사 편집자로 근무했다. 현재 번역가로 활동하고 있다. 옮긴 책으로 《세계를 바꾼 17가지 방정식》, 《수학의 파노라마》, 《흐름 : 불규칙한 조화가 이루는 변화》, 《희망의 자연》 등이 있다.

저자 소개

한림SA **08**

먹고 움직이고 생각하라

건강과 과학

2016년 11월 15일 1판 1쇄

엮은이   사이언티픽 아메리칸 편집부
옮긴이   김지선

펴낸이   임상백
기획   류형식
편집   박선미
독자감동   이호철, 김보경, 김수진, 한솔미
경영지원   남재연

ISBN 978-89-7094-882-9 (03510)
ISBN 978-89-7094-894-2 (세트)

펴낸곳   한림출판사
주소   (03190) 서울시 종로구 종로 12길 15
등록   1963년 1월 18일 제 300-1963-1호
전화   02-735-7551~4
전송   02-730-5149
전자우편   info@hollym.co.kr
홈페이지   www.hollym.co.kr
페이스북   www.facebook.com/hollymbook

표지 제목은 아모레퍼시픽의 아리따글꼴을 사용하여 디자인되었습니다.